豆腐干（ふかん）でやせおかず100

新谷友里江

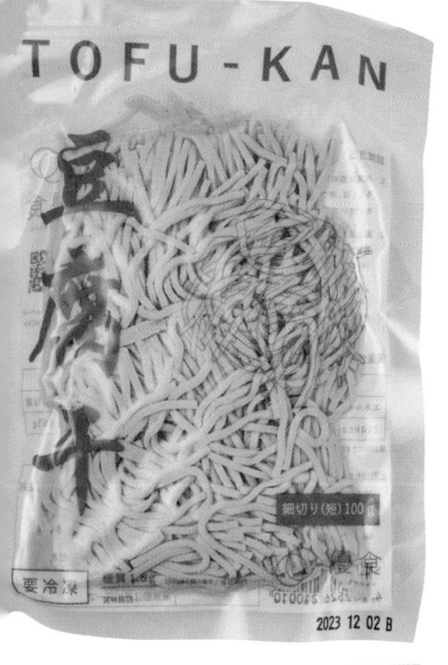

細切り（短）

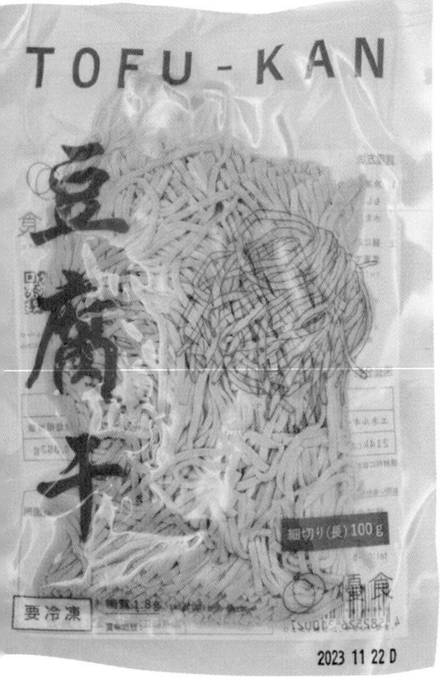

細切り（長）

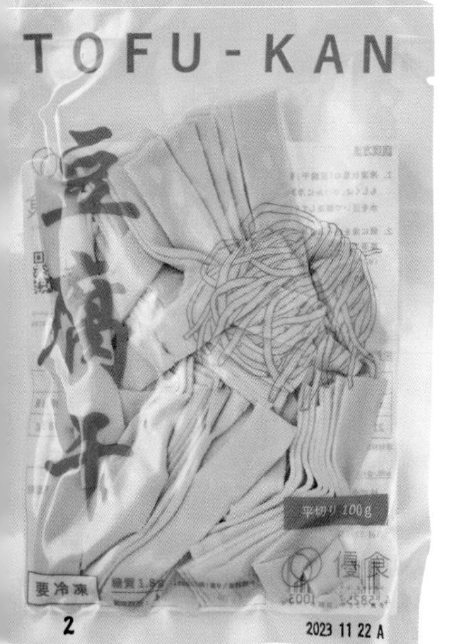

平切り

豆腐干（とうふかん）って

豆腐干という名前から、「豆腐を干したもの」と思われがちですが、実際は豆腐に圧力をかけて水分を抜き、軽く乾燥させたもの。味わいは淡泊で、栄養の優等生・豆腐以上に高たんぱくなのが魅力。中国や台湾では細切りにしたもの（豆腐干絲（とうふかんす））が定番食材として親しまれ、前菜のあえものから主菜の炒めものや煮ものにと、幅広く使われています。ヘルシーな豆腐干を料理に加えることで、ボリュームが出て、満足度もアップ。くせのない味なので、和洋中エスニックどんな料理とも相性がよく、やせおかず作りに大活躍します。

業務スーパーで手に入る冷凍の「豆腐皮（とうふぴー）スライス」は、細切りタイプの豆腐干よりやや太く、平切りタイプより細めでやや短め。凍ったまま加熱するか、サラダなどには熱湯で1分ゆで、冷やしてから使います。500g入りの大容量なので、小分けして冷凍しても。

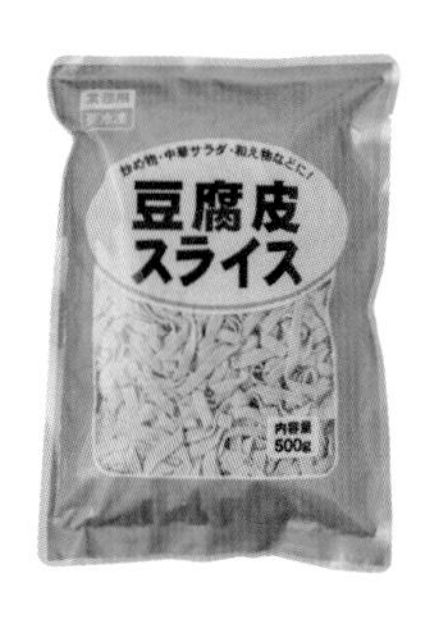

なあに？

細切り（短）

豆腐干には、「細切り（短）」「細切り（長）」「平切り」の3タイプがあります。味がなじみやすい「細切り（短）」は、あえものやサラダ、炒めものにおすすめ。「細切り（長）」は、麺やパスタにそのまま置き換えて使えます。平たい帯状の「平切り」は味がしみやすいので、煮ものやスープ、クリーム系のパスタに最適。入手先はAmazonなどのネットショップ、輸入元の優食オンラインショップほか、「カルディコーヒーファーム」やスーパー「ライフ」の冷凍コーナーにも*（2023年6月末現在）。1袋100g入り。

＊一部取り扱いのない店舗もあります

タイプは3種類あります

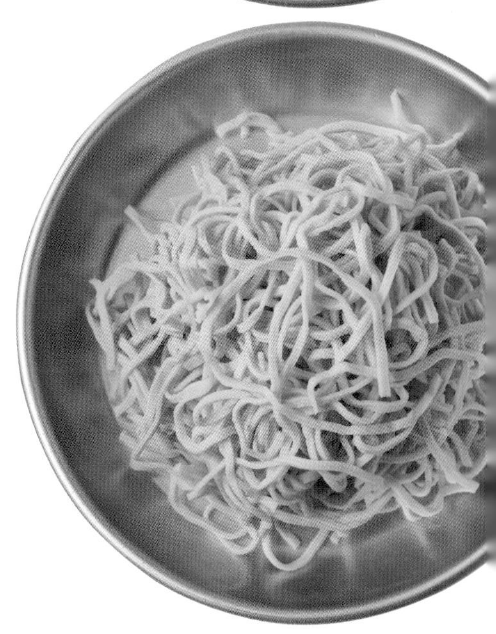

細切り（長）

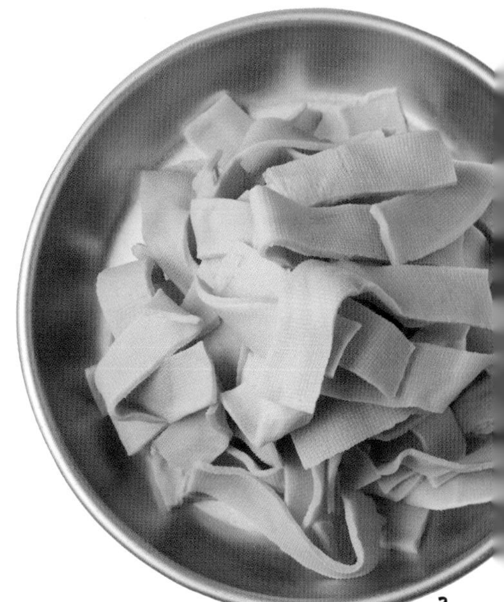

平切り

豆腐干(とうふかん)の栄養について

1 圧倒的に低糖質！

豆腐干の糖質量は、100gあたりなんとわずか1.8g！　中華生麺50.3g、中華蒸し麺32.5g、スパゲッティ（乾麺）67.7g、ごはん35.6gと比べても、圧倒的に低糖質といえます。ラーメン、焼きそば、パスタ、ごはんと置き換えて使えば、一気に糖質を下げられ、やせおかずに変身します。

2 びっくりするほど高たんぱく！

健康的なダイエットに欠かせないたんぱく質は、豆腐干100gあたり23.0g。高たんぱく食材の牛もも肉20.5g、豚もも肉21.5g、鶏むね肉（皮なし）23.3gと同じくらいあります。肉や魚を減らしてカロリーオフしても、豆腐干で十分にたんぱく質が補えます。

◎豆腐干は100gあたり214kcal

3 大豆イソフラボンやカルシウムが豊富！

大豆から作られている豆腐干は、体内で女性ホルモンに似た働きをしてくれる大豆イソフラボンが豊富で、若々しい体を保ち、コラーゲンを増やして美肌効果も。カルシウムは100gあたり284㎎と、牛乳110㎎の2倍以上あり、骨粗しょう症も予防してくれます。

＊データは「日本食品標準成分表2015年版（七訂）」より

豆腐干の使い方

1 解凍する

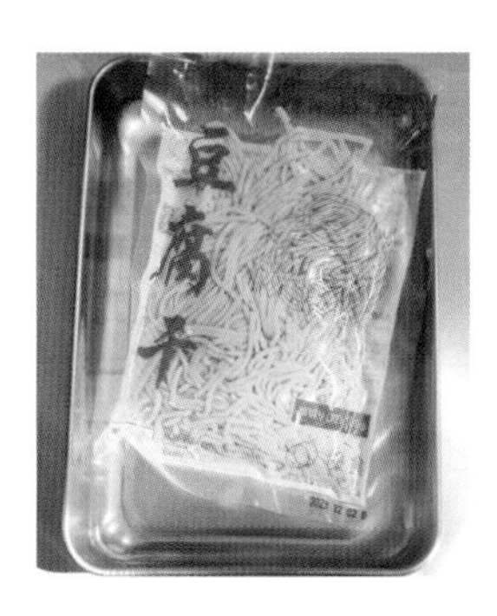

冷凍で売られている豆腐干は、冷蔵室でひと晩おいて自然解凍するのがおすすめ。急いでいる時は袋ごと流水をかけるか、袋から出してラップをかけ、電子レンジ（600W）で2分30秒加熱して解凍しても。

2 熱湯で5分ゆでる

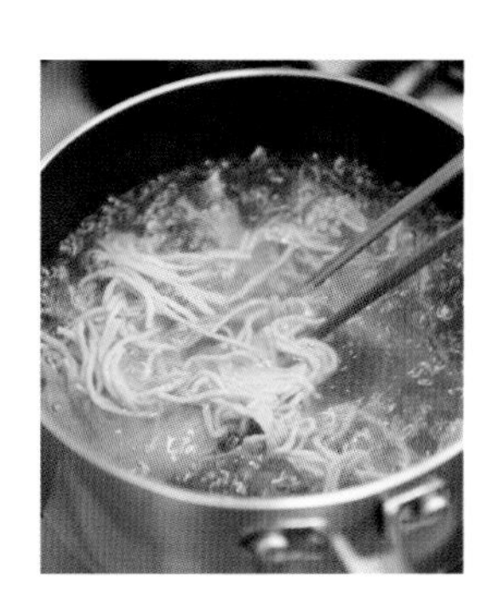

解凍した豆腐干を熱湯に入れ、菜箸で2〜3回混ぜながら中火で5分ゆでる。麺がわりに使う場合は、熱湯1ℓに塩小さじ2（湯の量に対して1％の塩）を加えてゆでて。

＊最初は無理にほぐさず、ほぐれてきたらやさしく混ぜて
＊急いでいる時は、凍ったまま袋から出して熱湯に入れ、溶けてから5分ゆでてもOK

3 もみ洗いする

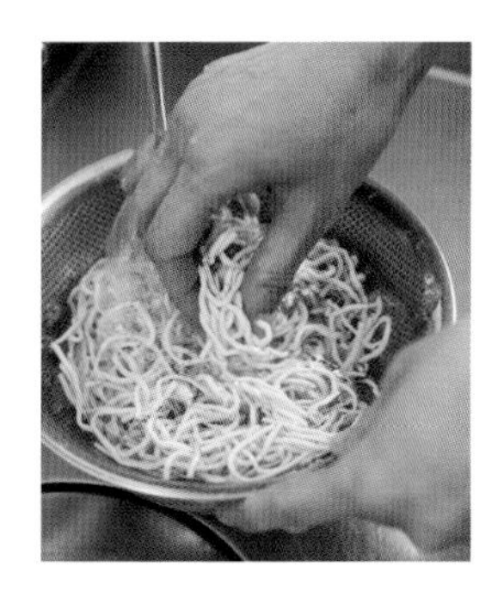

ざるに上げ、流水をかけながらもみ洗いして粗熱をとり、手でぎゅっと押して水けをしっかりきる。麺やごはん、炒めもの、煮もの、スープに使う時は、水でもみ洗いせず、ざるに上げて湯をきるだけでOK。

＊ゆでた豆腐干は水けをしっかりきり、清潔な保存容器に入れ、冷蔵室で2〜3日保存可能

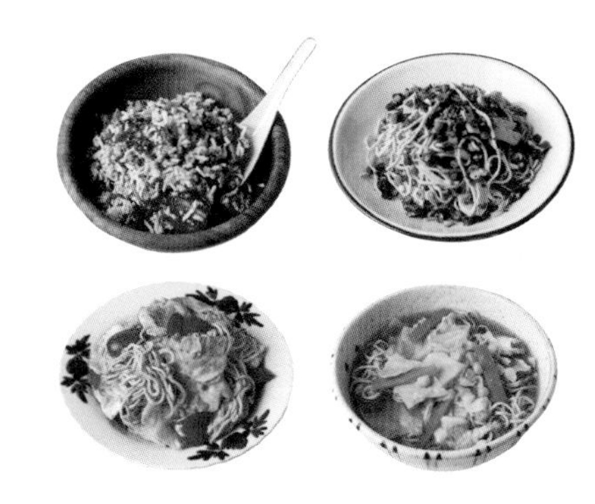

あとは好きな
食べ方でどうぞ！

CONTENTS

豆腐干(とうふかん)のシンプルおかずベスト10

第1章 まずはあえものとサラダ

第2章 やっぱり麺とごはん

第3章 これもおいしい！炒めものと煮もの

Column スープ

この本での約束ごと

・大さじ1は15㎖、小さじ1は5㎖、1カップは200㎖。「ひとつまみ」とは、親指、人さし指、中指の3本で軽くつまんだ量のことです。
・塩は精製されていないもの、オリーブ油は「エキストラ・バージン・オリーブオイル」を使っています。
・フライパンは、フッ素樹脂加工のものを使っています。
・電子レンジの加熱時間は、600Wのものを基準にしています。500Wの場合は、1.2倍の時間を目安にしてください。機種によっては、多少差が出ることもあります。

豆腐干(とうふかん)のシンプルおかずベスト10

まず最初に作ってみてほしい、
簡単でとびきりおいしい10皿です。
豆腐干＝中華料理店で小皿で出てくるあえものがポピュラーですが、
くせがないから塩味、マヨ味、ソース味、カレー味…と、
和洋中エスニック、実はどんな味つけとも相性抜群です。
おなじみのあえもののほか、
中華麺やパスタがわりに使えば、ぐっと低糖質に。
炒めものや煮ものなど、メインのおかず作りにも大いに役立ちます。

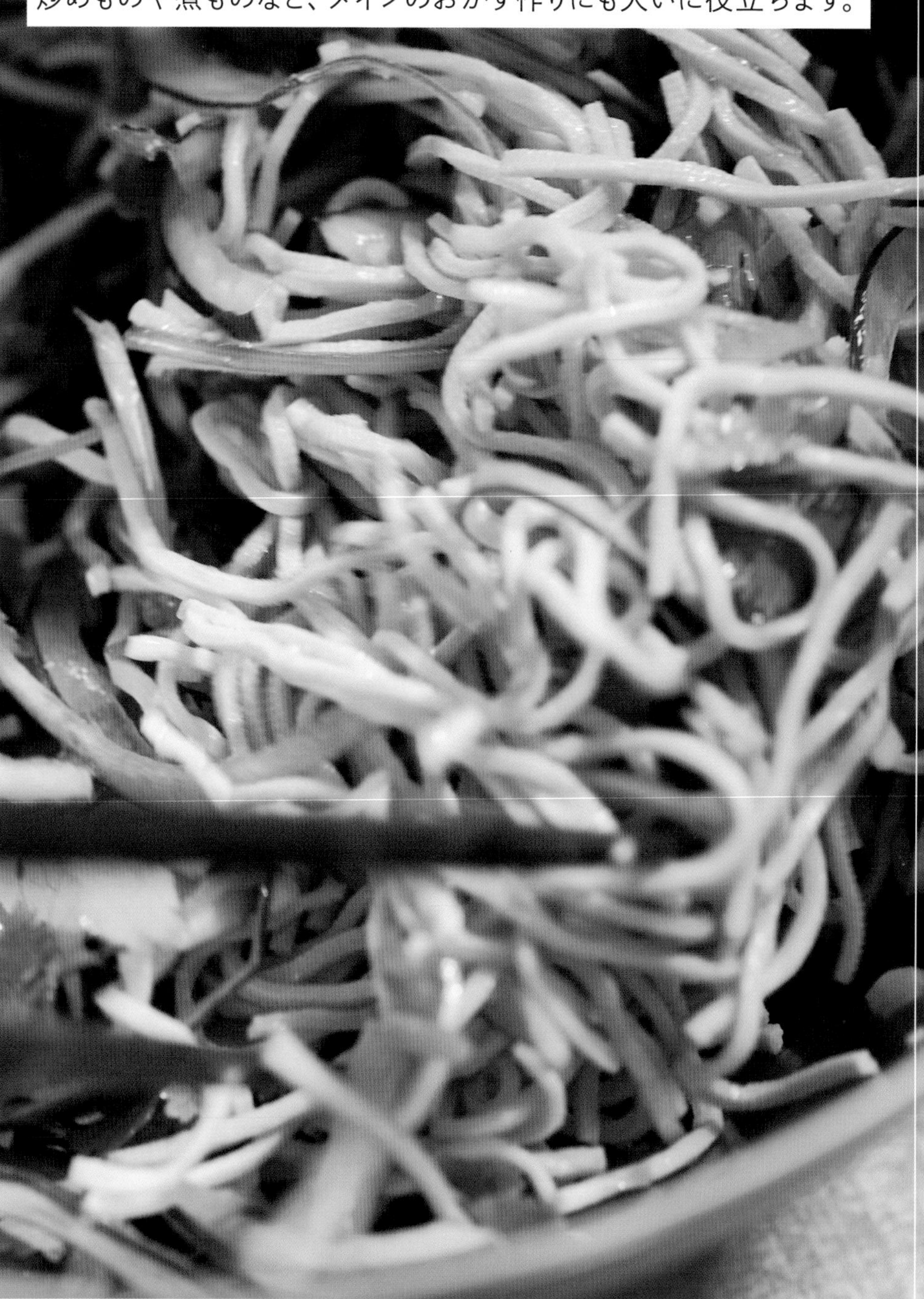

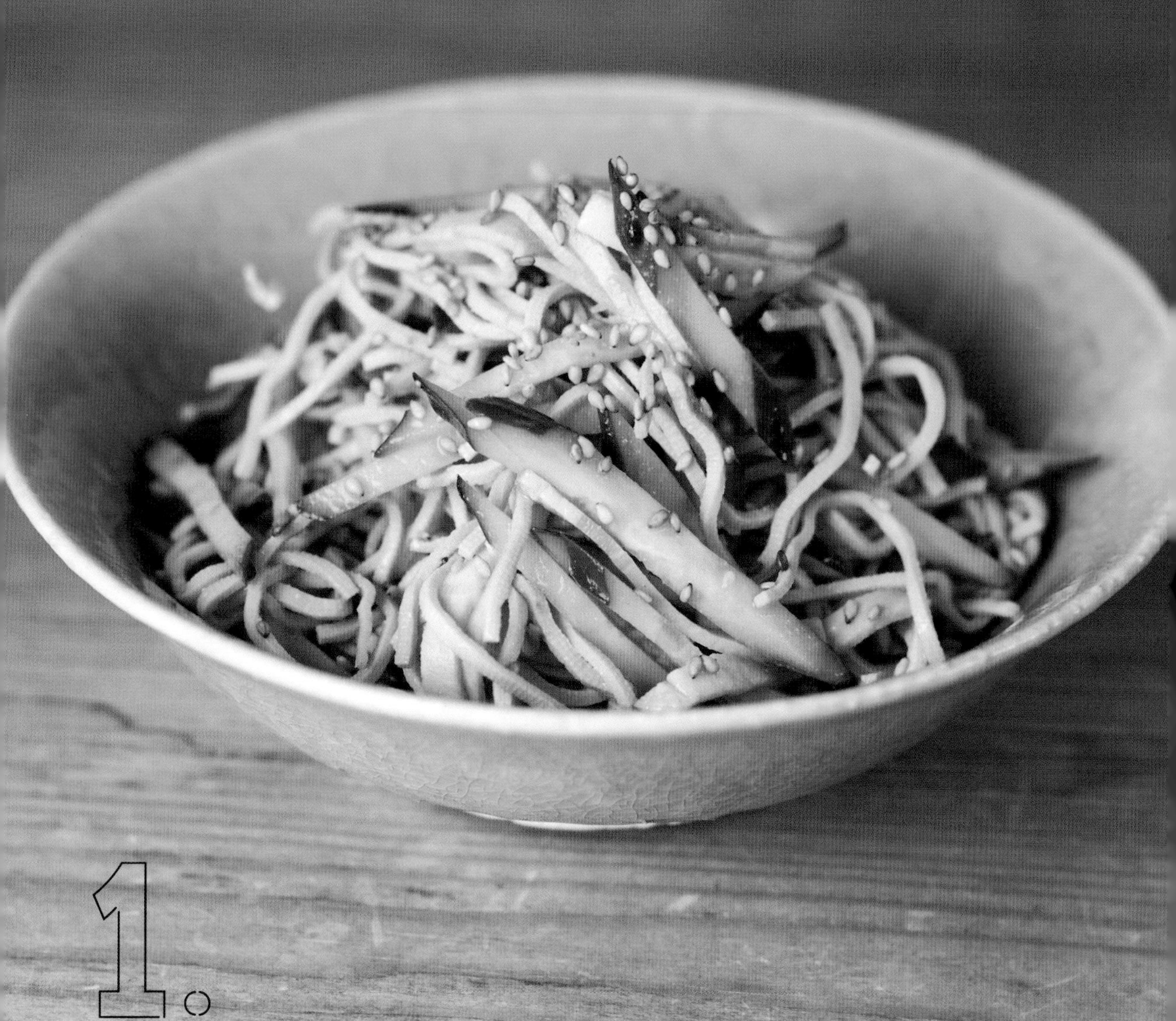

1.

ハムと細切りきゅうりの中華あえ

いちばんシンプルな中華あえがこちら。からしの香りをきかせて、ちょっぴり冷やし中華風にしました。きゅうりは細切りでなじみよく。せん切りレタスやもやしを加えて、さらにボリュームアップしても。

材料（2人分）

豆腐干（短・熱湯で5分ゆで、
　もみ洗いして水けを絞る）… 1袋（100g）
ロースハム（半分に切り、5㎜幅に切る）… 2枚
きゅうり（斜め薄切りにし、細切り）… ½本
A｜酢、しょうゆ、ごま油 … 各小さじ2
　｜練りがらし … 小さじ¼
白いりごま … 適量

作り方

1 ボウルにAを入れて混ぜ、豆腐干、ハム、きゅうりを加えてあえる。器に盛り、ごまをふる。

パクチーと紫玉ねぎのナンプラーレモンあえ

2.

辛みが少ない紫玉ねぎと、パクチーを使ったアジアンなひと皿。
ナンプラー+レモン汁のたれに、少なめのごま油でヘルシーに。
野菜だけでも、十分に高たんぱくでボリュームのあるおかずです。

材料（2人分）

豆腐干（短・熱湯で5分ゆで、もみ洗いして水けを絞る）… 1袋（100g）
パクチー（ざく切り）… 1株（15g）
紫玉ねぎ（薄切りにして水にさらし、水けをきる）… 1/6個
にんにく（みじん切り）… 1かけ
A | ナンプラー、レモン汁、ごま油 … 各小さじ2
　| 砂糖 … 小さじ1/2

作り方

1 ボウルにAを入れて混ぜ、残りの材料を加えてあえる。

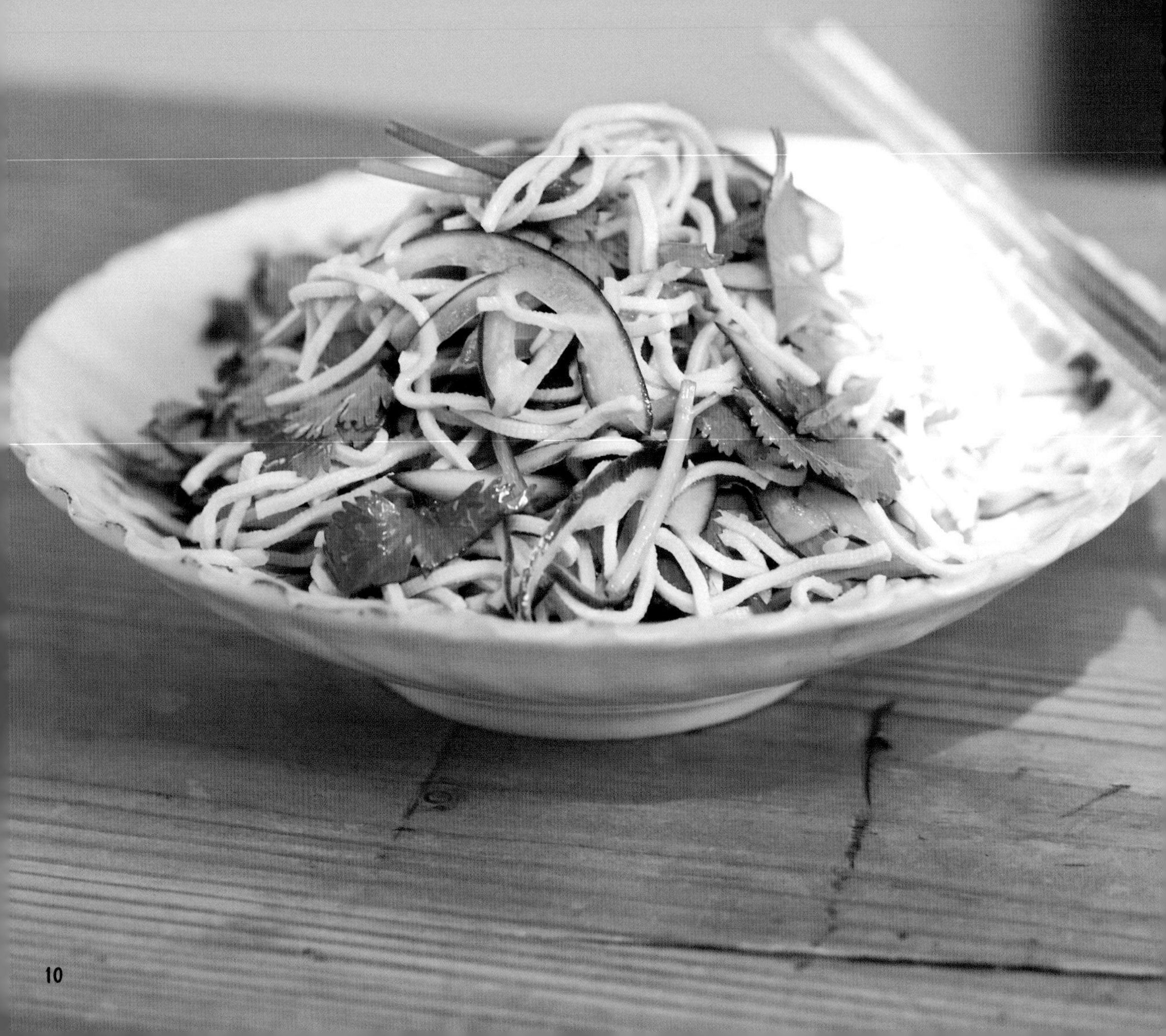

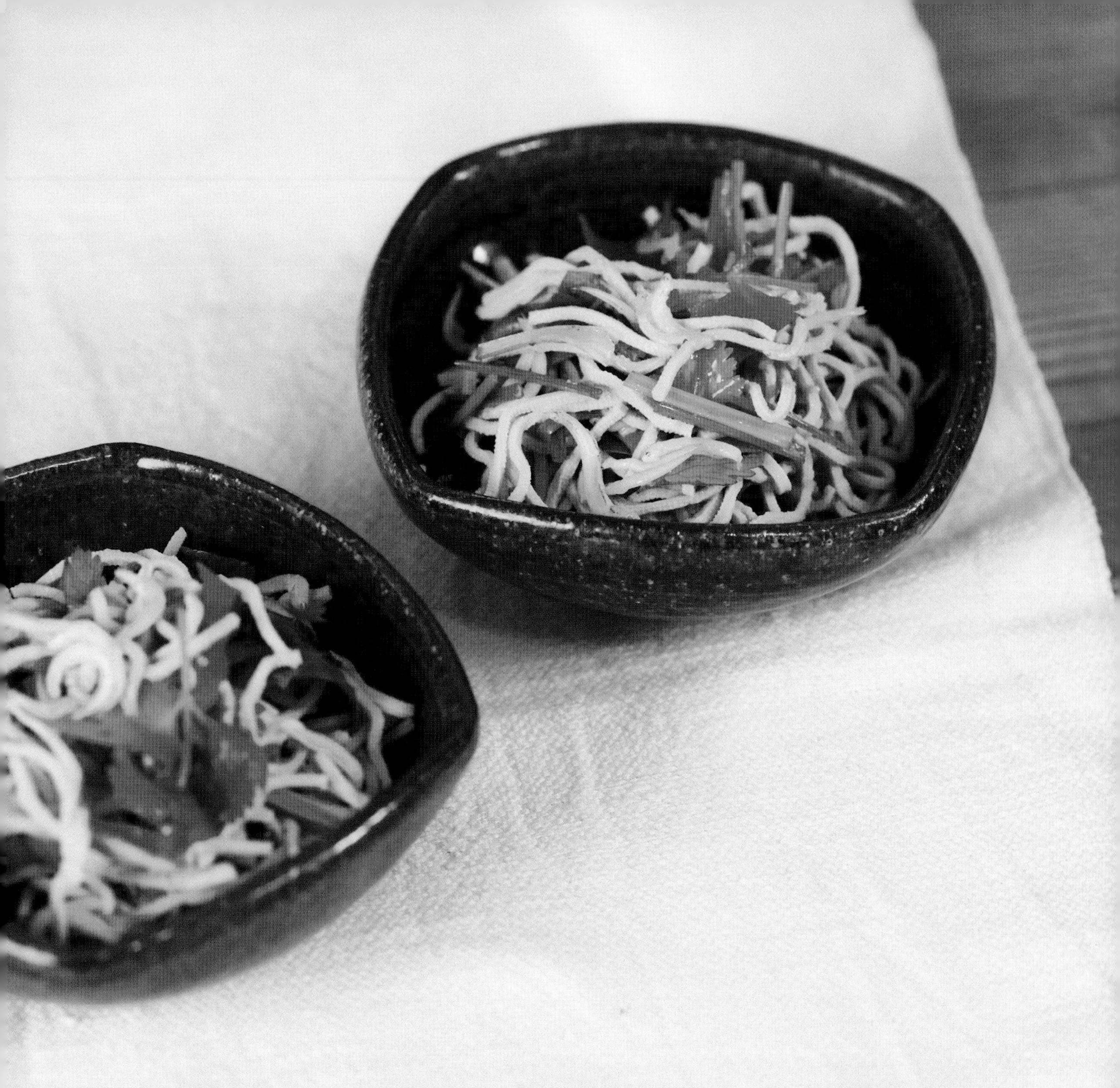

しらすとパクチーのにんにくごま油あえ 3.

ナムル風のうま塩味で、淡泊な豆腐干がパンチのきいた味わいに。
しらすのうまみ、パクチーの香りが、あとを引くおいしさです。
ハムやかにかまで作ったり、レタス、きゅうり、プチトマトを加えても。

材料（2人分）

豆腐干（短・熱湯で5分ゆで、
もみ洗いして水けを絞る）… 1袋（100g）
しらす … 大さじ2
パクチー（ざく切り）… 1株（15g）

A
- ごま油 … 小さじ2
- 鶏ガラスープの素 … 小さじ1
- にんにく（すりおろす）、塩 … 各少々

作り方

1 ボウルに**A**を入れて混ぜ、残りの材料を加えてあえる。

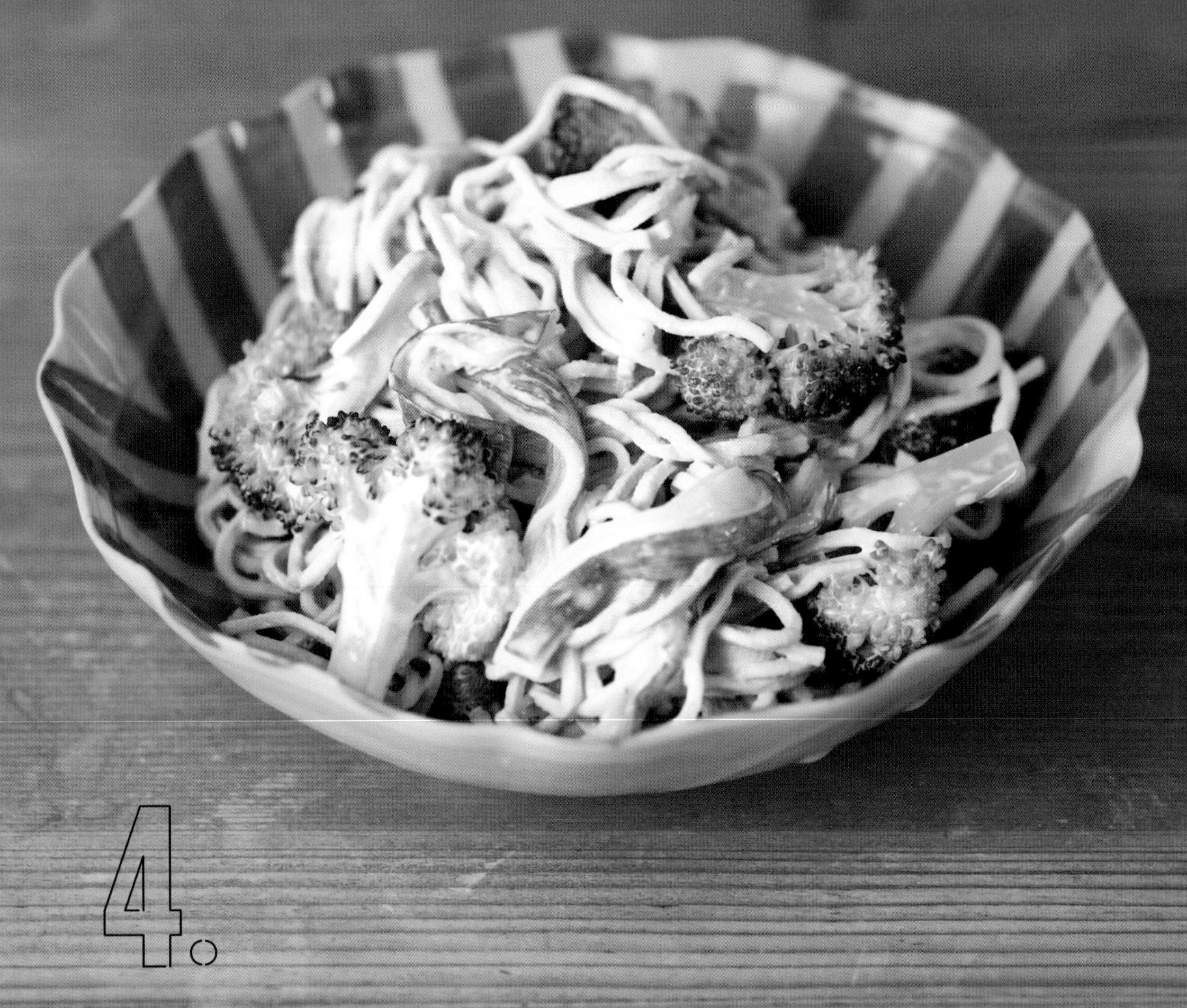

4.

ブロッコリーとかにかまのわさびマヨサラダ

**マヨネーズは気持ち多めにすると、豆腐干がしっとりと、よりおいしく。
ほんのり香るわさびと、かにかまのうまみで箸がとまりません。
アスパラ、いんげんで作ったり、カレーマヨネーズにしても美味。**

材料（2人分）

豆腐干（短）… 1袋（100g）
ブロッコリー（小さめの小房に分ける）… 1/4株（60g）
かにかま（ほぐす）… 4本

A
- マヨネーズ … 大さじ3
- おろしわさび … 小さじ1/2
- 塩 … 少々

作り方

1 ブロッコリーは熱湯で1分ゆで、ざるに上げ、同じ湯で豆腐干を5分ゆで、もみ洗いして水けを絞る。

2 ボウルにAを入れて混ぜ、1、かにかまを加えてあえる。

ツナとキムチのあえ麺

5.

**豆腐干を麺がわりに使う時は、塩を加えてゆでるのがポイント。
下味がついて、味が決まりやすくなります。ツナは水煮で低カロリーに、
あとはキムチのうまみとごま油の香りだけで、最高においしい麺料理に変身！**

材料（2人分）

豆腐干（長・熱湯1ℓに塩小さじ2を加えて5分ゆで、湯をきる）… 2袋（200g）
ツナ缶（水煮・汁けをきる）… 小1缶（70g）
白菜キムチ … ½カップ（100g）
万能ねぎ（3cm幅に切る）… 4本
A ごま油 … 大さじ1
　しょうゆ … 小さじ1

作り方

1 ボウルにAを入れて混ぜ、残りの材料を加えてあえる。

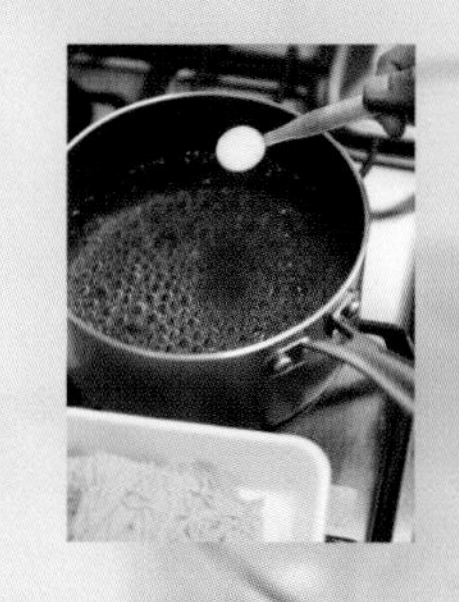

豆腐干を麺料理に使う場合は、湯1ℓに小さじ2（10g）＝1%の塩を加えてゆでる。これでしっかり下味がついて、おいしく仕上がる。

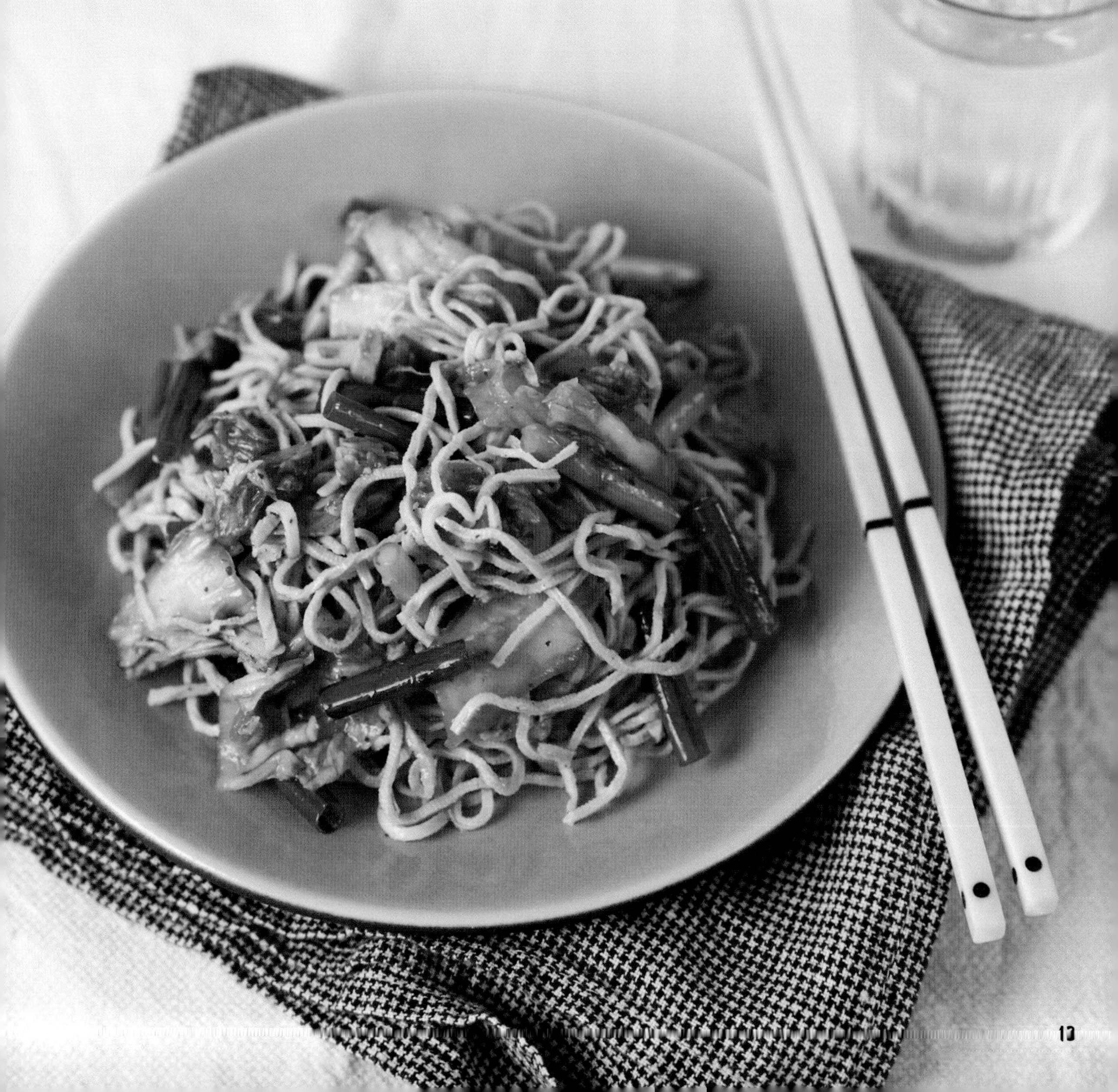

キャベツともやしのソース焼きそば

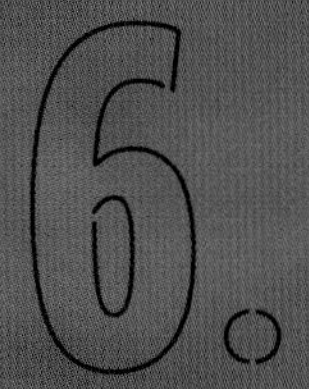

**糖質が気になる焼きそばも、超低糖質の豆腐干なら罪悪感なし！
豆腐干を加えたら炒めすぎないほうが、パサつかずおいしく仕上がります。
にんじん、きのこを加えて、さらにボリュームを出すのもおすすめ。**

材料（2人分）

豆腐干（長・熱湯1ℓに塩小さじ2を加えて5分ゆで、湯をきる）… 2袋（200g）
豚こま切れ肉（ひと口大に切る）… 100g
キャベツ（4㎝角に切る）… 2枚
もやし … 1袋（200g）
ウスターソース … 大さじ3
サラダ油 … 大さじ½
青のり … 適量

作り方

1 フライパンにサラダ油を熱し、豚肉に塩、こしょう各少々（分量外）をふって中火で炒め、色が変わったらキャベツ、もやしを加えてしんなりするまで炒める。

2 豆腐干、ソースを加えてほぐれるまで炒め、器に盛って青のりをふる。

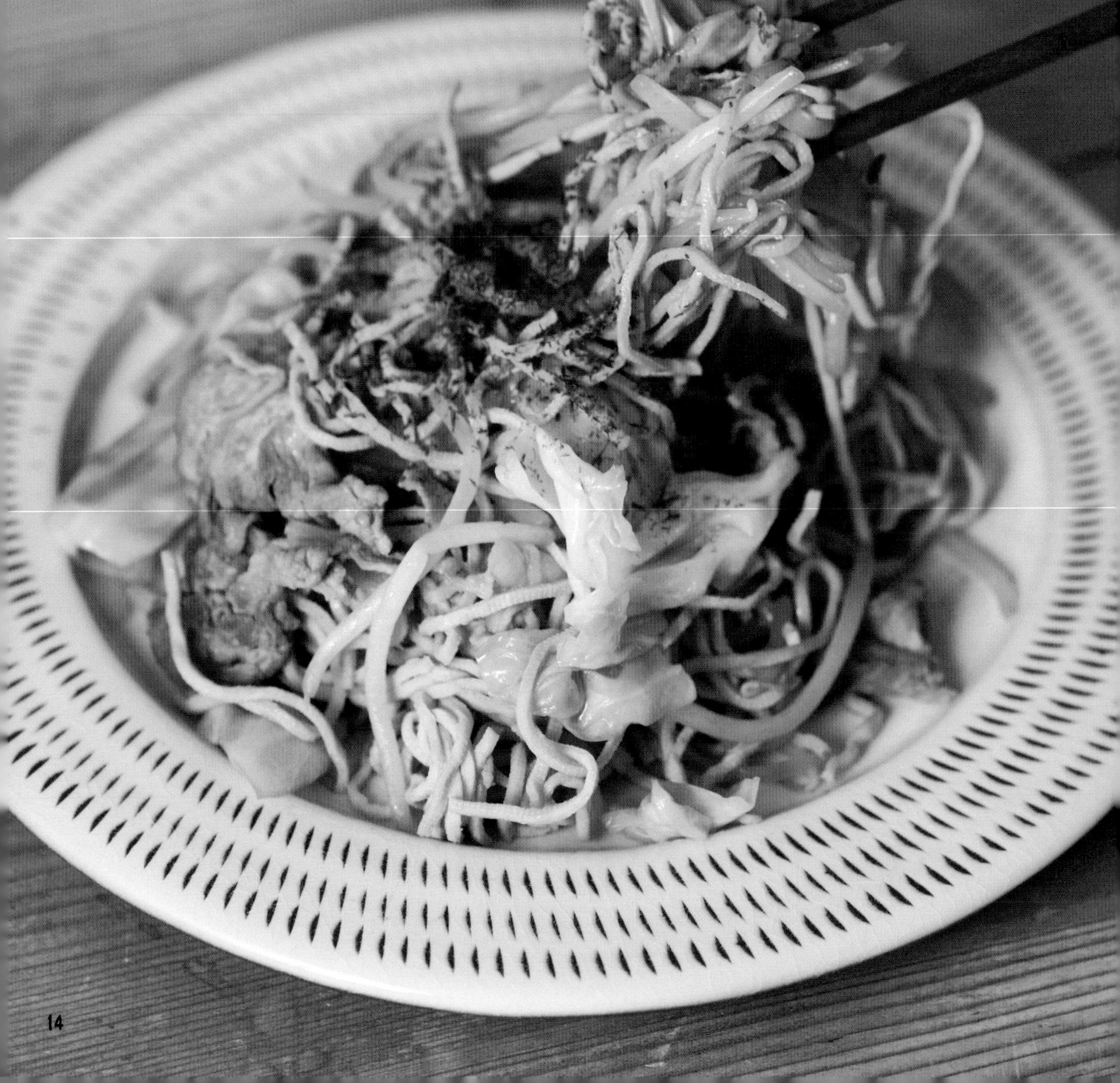

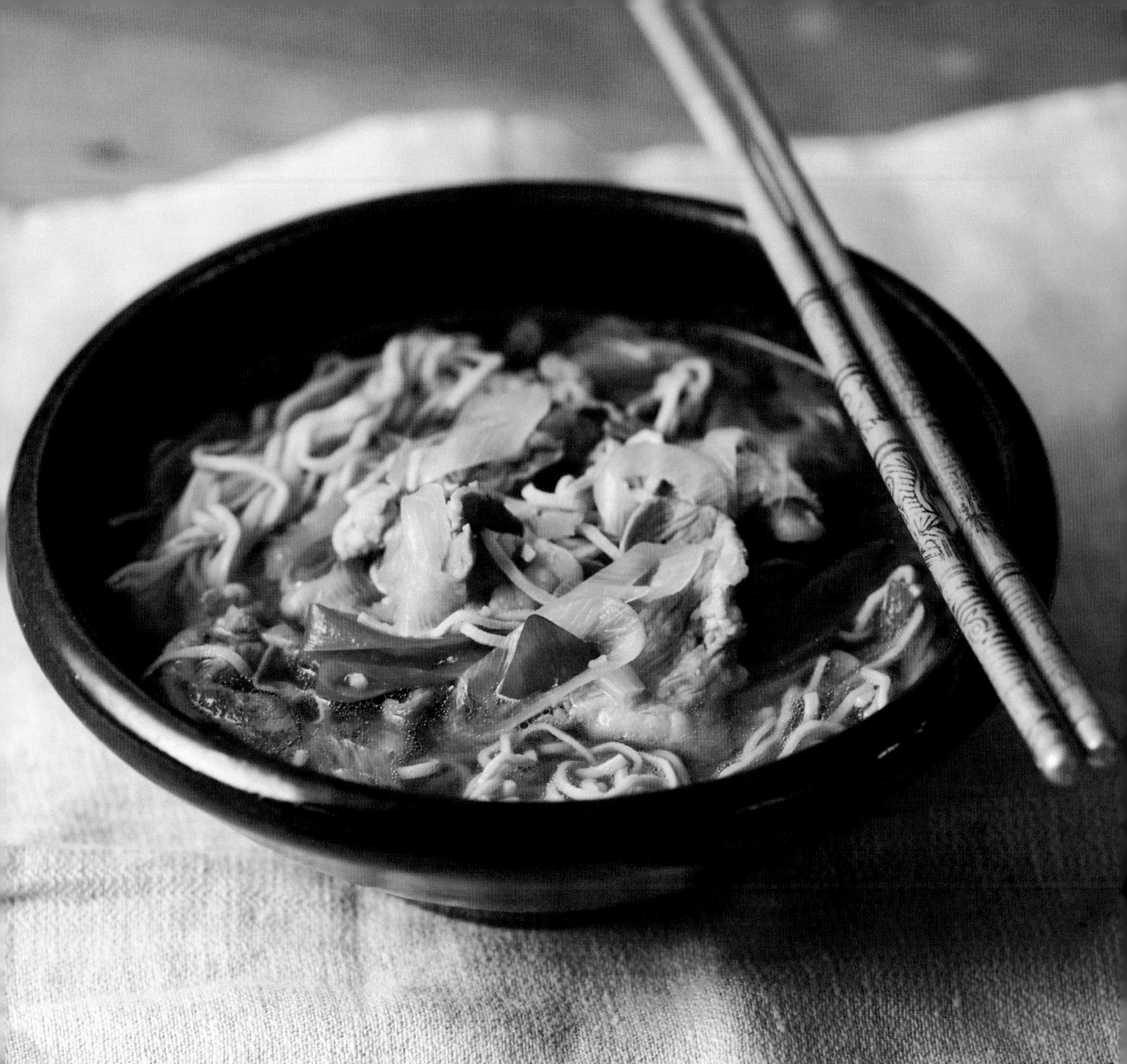

ねぎ豚しょうゆラーメン

7.

**スープと一緒に食べる汁麺は、お腹にたまって満足感たっぷり。
豚肉はにんにく、長ねぎと炒めて香りをうつし、それから調味料を加えて、
コクのあるスープにします。青い部分も使った、多めの長ねぎが味のポイント。**

材料（2人分）

豆腐干（長・熱湯1ℓに塩小さじ2を加えて5分ゆで、湯をきる）… 2袋（200g）
豚こま切れ肉（ひと口大に切る）… 100g
長ねぎ（青い部分まで5㎜幅の斜め切り）… 1本
にんにく（みじん切り）… 1かけ

A
- 水 … 4カップ
- しょうゆ … 大さじ1½
- 酒 … 大さじ1
- 鶏ガラスープの素 … 小さじ1
- 塩 … 小さじ¼
- こしょう … 少々

サラダ油 … 大さじ½

作り方

1. 鍋にサラダ油、にんにくを入れて弱火にかけ、香りが出たら豚肉を中火で炒め、色が変わったら長ねぎを加えてしんなりするまで炒める。
2. Aを加え、煮立ったら豆腐干を加えて弱火で5分煮る。

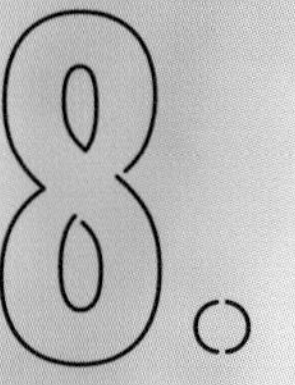

明太子パスタ

ピリッと辛い明太子に、
マヨネーズでコクを加えたパスタ風。
マヨネーズは牛乳でのばすことで、
豆腐干にしっとりとなじみます。
かわりにたらこで作ったり、
かいわれを万能ねぎにかえてもOKです。

材料（2人分）

豆腐干（長・熱湯1ℓに塩小さじ2を加えて5分ゆで、湯をきる）… 2袋（200g）

A
- 明太子（薄皮を除く）… ½腹（1本・30g）
- マヨネーズ … 大さじ1
- 牛乳 … 大さじ½

かいわれ（長さを3等分に切る）… ¼パック
刻みのり … 適量

作り方

1 ボウルにAを入れて混ぜ、豆腐干を加えてあえる。器に盛り、かいわれ、刻みのりをのせる。

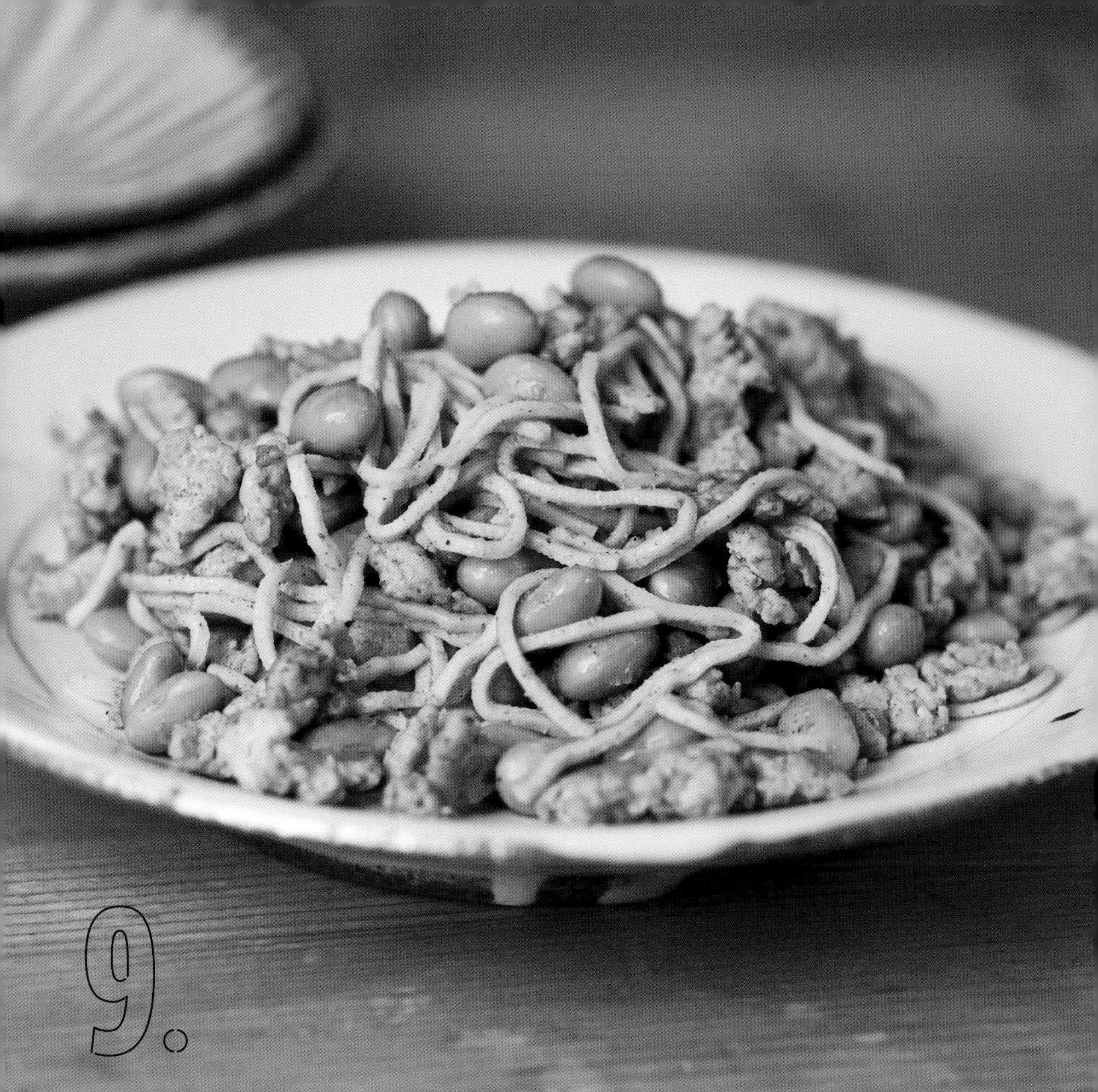

9.

鶏ひきと枝豆のカレー炒め

スパイシーなカレー風とバターの風味で、食べごたえたっぷり。豆腐干は炒めすぎないほうが、ジューシーに仕上がります。枝豆のかわりに、しめじやズッキーニで作っても合います。

材料（2人分）

豆腐干（短・熱湯で5分ゆで、湯をきる）… 1袋（100g）
鶏ひき肉（むね）… 120g
冷凍枝豆（解凍し、さやから出したもの）
… 1/3カップ（50g）
A | カレー粉 … 小さじ1
| 塩 … 小さじ1/3
バター … 10g

作り方

1 フライパンにバターを溶かし、ひき肉を中火で炒め、色が変わってパラパラになったら豆腐干、枝豆を加えて油が回るまで炒め、Aを加えてさっと炒める。

干ししいたけのオイスターソース煮

10.

干ししいたけは電子レンジで手早く戻し、その戻し汁も利用します。
オイスターソースとともに煮れば、味しみしみで極上のおいしさ。
平切りの豆腐干はちぎれやすいので、やさしくほぐすのがコツです。

材料（2人分）

豆腐干（平・熱湯で5分ゆで、湯をきる）
　… 1袋（100g）

A
- 干ししいたけ … 6枚（30g）
- 水 … 1カップ

B
- オイスターソース … 大さじ1½
- 砂糖 … 大さじ½
- しょうゆ … 小さじ½
- 干ししいたけの戻し汁＋水
　… 合わせて1カップ

万能ねぎ（小口切り）… 適量

作り方

1. 耐熱ボウルにAを入れ、落としラップをして電子レンジで2分加熱し、粗熱がとれたらしいたけは縦半分のそぎ切りにする（戻し汁はとっておく）。
2. 鍋にBを入れて中火にかけ、煮立ったらしいたけ、豆腐干を加え、再び煮立ったらアルミホイルの落としぶたとふたをし、弱火で10分煮る。器に盛り、万能ねぎを散らす。

耐熱ボウルに干ししいたけと水を入れたら、しいたけにはりつけるようにしてラップをかけ、電子レンジで加熱を。これで手早く戻せる。

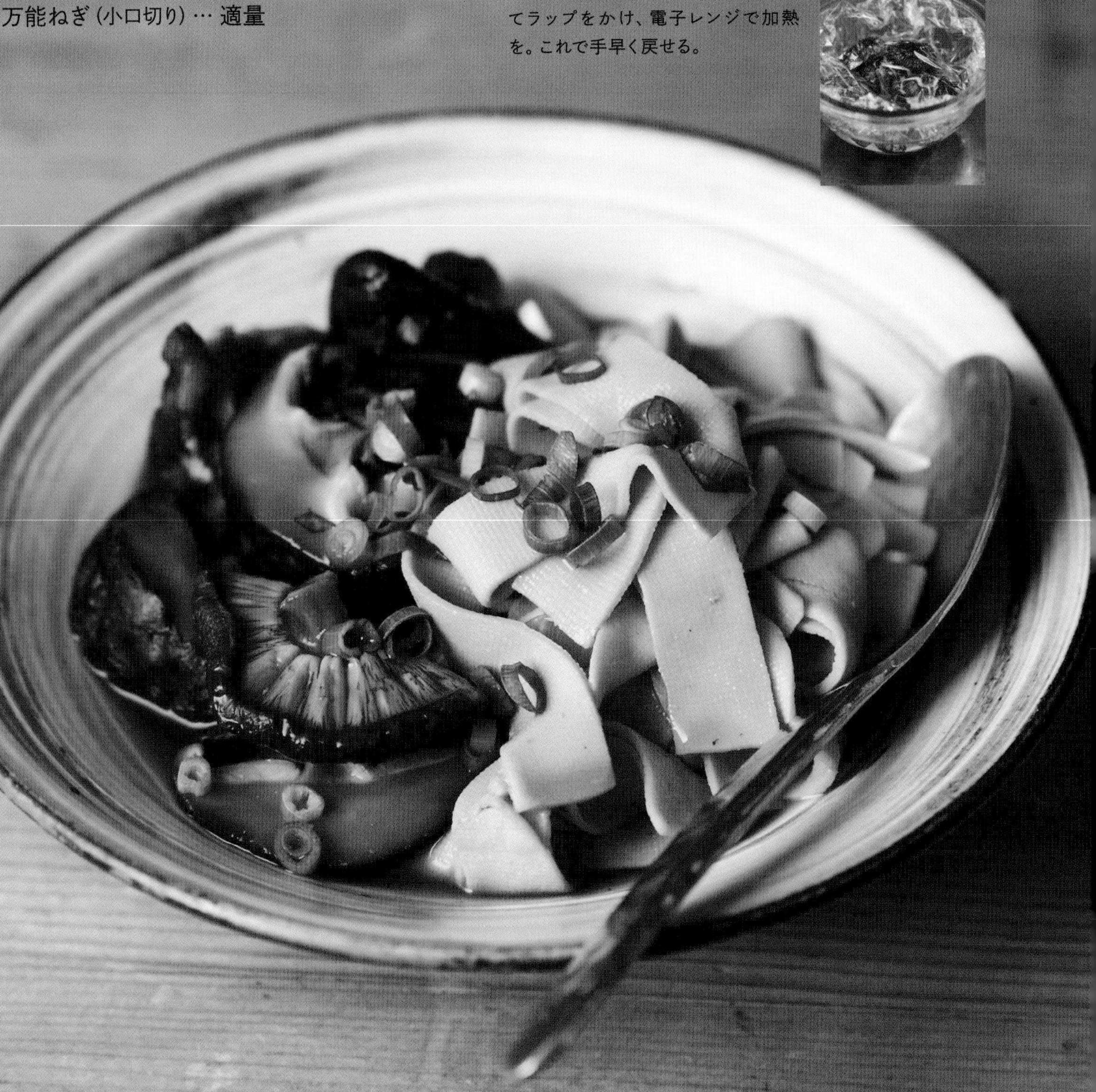

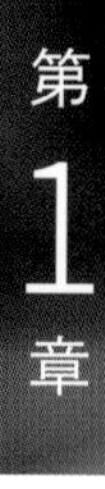

第1章 まずはあえものとサラダ

豆腐干といえば、まず思い浮かぶのがあえものやサラダ。
さっと作れて副菜として重宝しますが、
メインのおかずがわりにこれをたっぷり食べ、
主菜やごはんを減らせば、やせおかずに！
おいしく作るコツは、豆腐干の水けをしっかり絞ること。
ツナや桜えび、かにかまなどのうまみがあるものを合わせたり、
スパイスをきかせると、ぐっとおいしく。
多めに作っても、冷蔵室で2〜3日もちます。

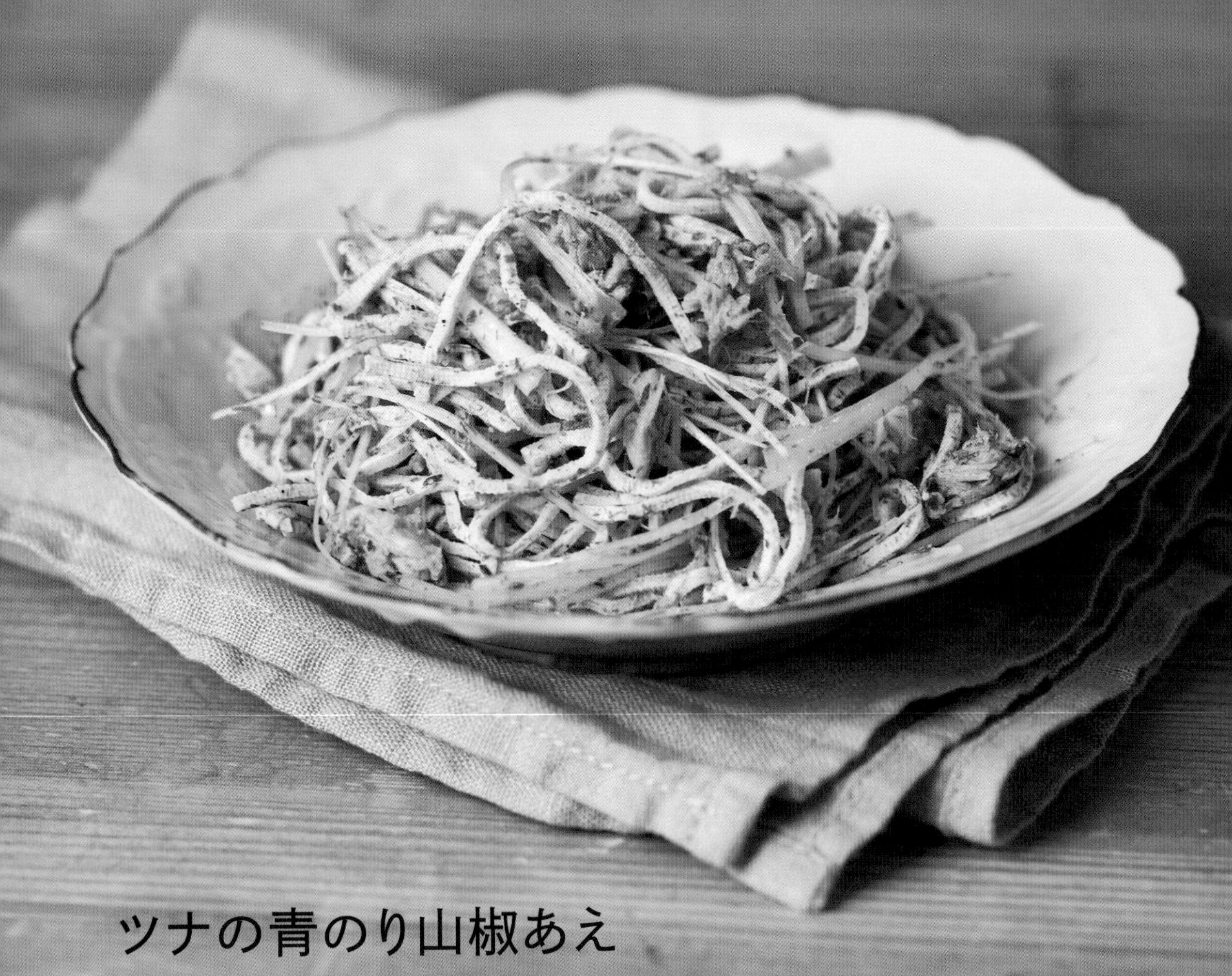

ツナの青のり山椒あえ

青のりと粉山椒の風味が、口いっぱいにふわっと広がるひと皿。ツナのコクがおいしさのポイント。長ねぎの香りもきいています。ハムやちくわ、野菜はアスパラやゆでたキャベツでも美味です。

材料（2人分）

豆腐干（短・熱湯で5分ゆで、
もみ洗いして水けを絞る）… 1袋（100g）
ツナ缶（水煮・汁けをきる）… 小1缶（70g）
長ねぎ（5cm長さのせん切り）… ½本
オリーブ油 … 大さじ½
青のり … 小さじ1
塩 … 小さじ⅓
粉山椒 … 小さじ¼

作り方

1 ボウルに材料をすべて入れ、よくあえる。

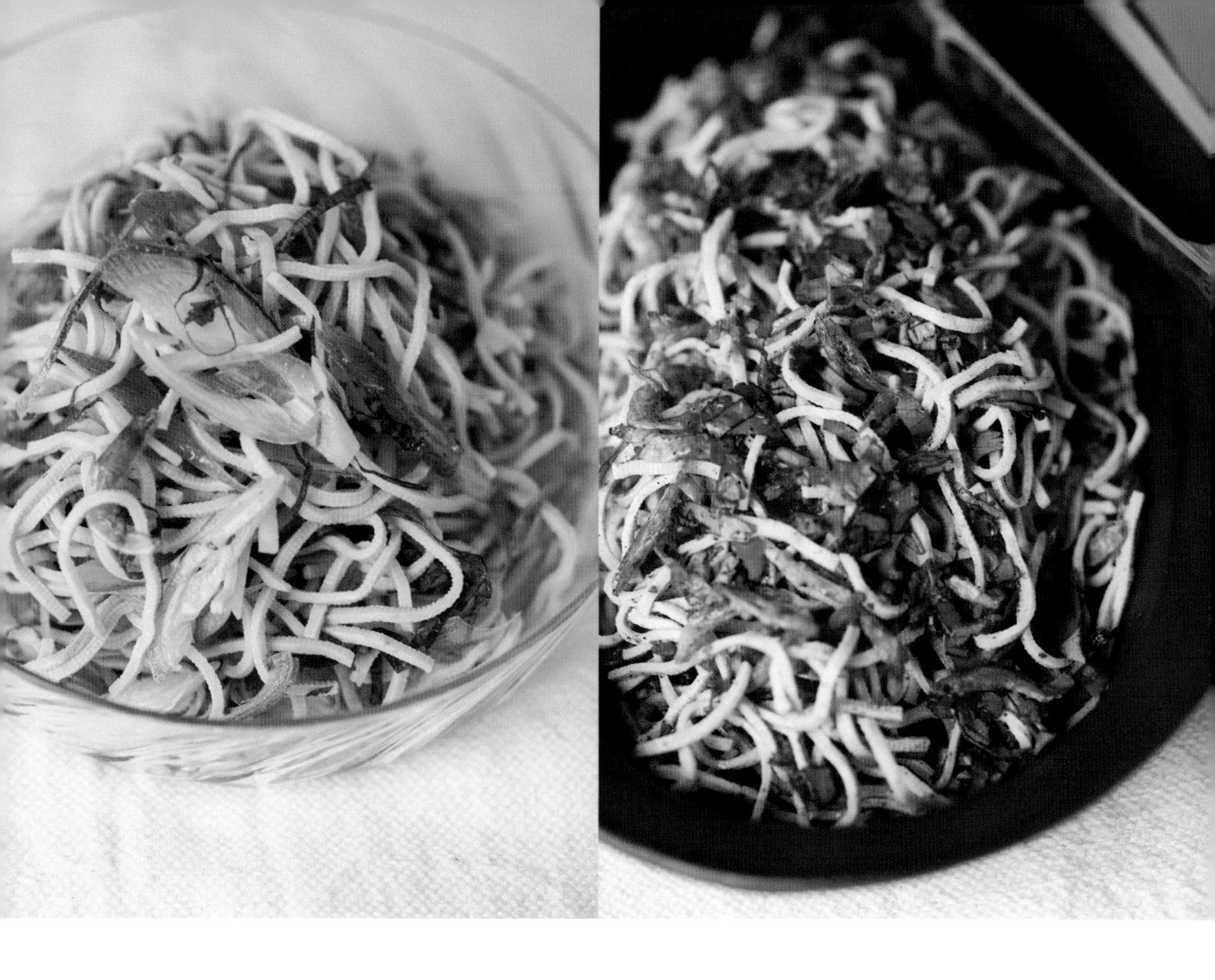

桜えびの香味あえ

香味野菜に、桜えびのうまみが引き立ちます。しらすやナッツ、白ごまを入れてもおいしい。

材料（2人分）

豆腐干（短・熱湯で5分ゆで、もみ洗いして水けを絞る）… 1袋（100g）
桜えび … 大さじ1
しょうが（せん切り）… 1かけ
青じそ（せん切り）… 5枚
みょうが（縦半分に切り、斜め薄切り）… 2本
ごま油 … 大さじ1
塩 … 小さじ⅓

作り方

1 ボウルに材料をすべて入れ、よくあえる。

桜えびとパクチーの花椒（ホアジャオ）あえ

パクチーは刻み、どこを食べても感じるように。花椒の香りがアクセント。酢大さじ1を加えても。

材料（2人分）

豆腐干（短・熱湯で5分ゆで、もみ洗いして水けを絞る）… 1袋（100g）
桜えび … 大さじ2
パクチー（みじん切り）… 1株（15g）
ごま油 … 小さじ2
花椒（ホアジャオ）（p49参照）、塩 … 各小さじ¼

作り方

1 ボウルに材料をすべて入れ、よくあえる。

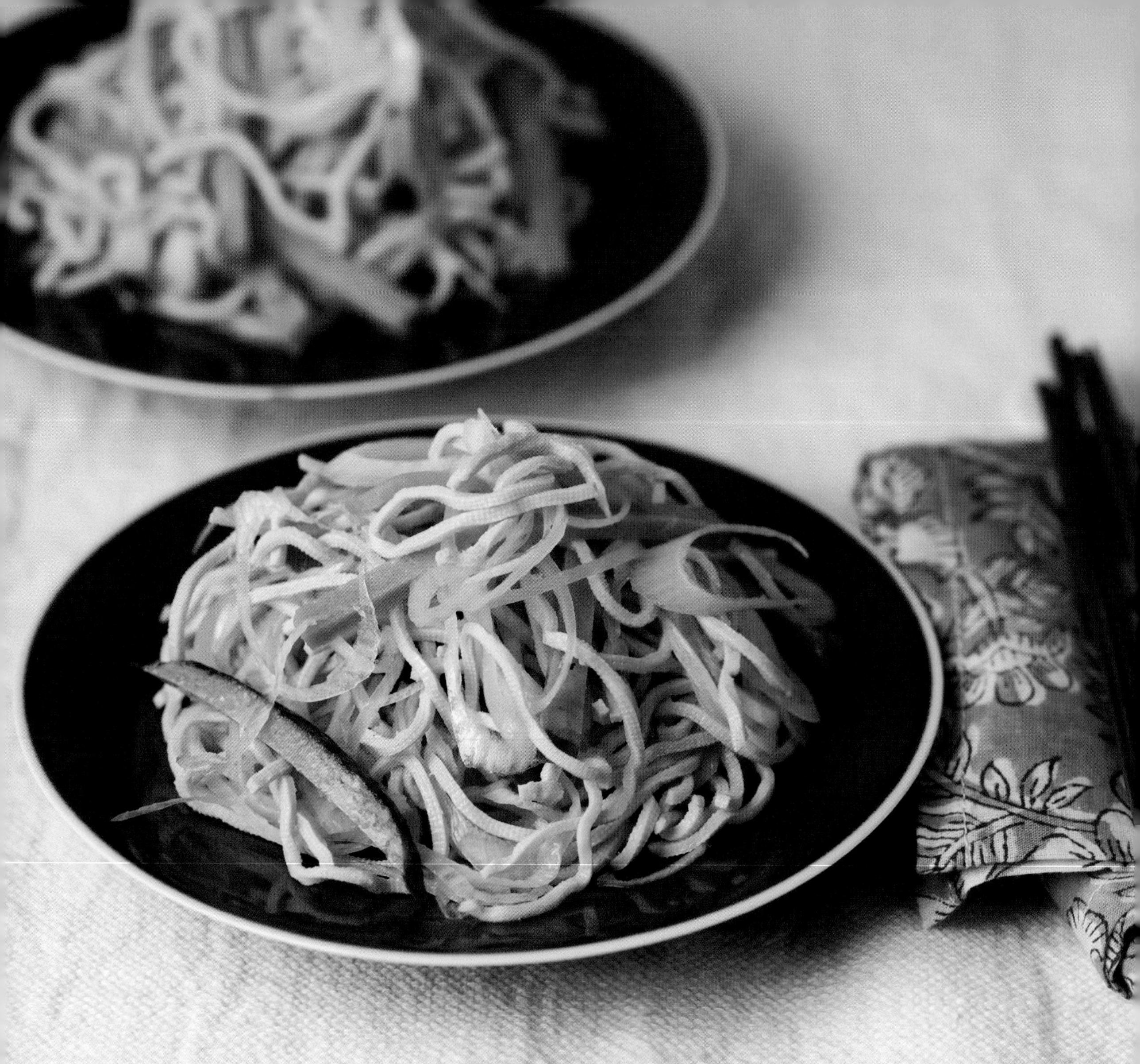

チャーシューと長ねぎのラー油あえ

**チャーシュー&長ねぎの最強かつテッパンの組み合わせに、
ラー油でパンチをきかせた、おつまみ感覚の一品です。
チャーシューをちくわにしたり、ザーサイや生のにらを足しても。**

材料 (2人分)

豆腐干 (短・熱湯で5分ゆで、
もみ洗いして水けを絞る) … 1袋 (100g)
市販のチャーシュー (5mm角の棒状に切る) … 60g
長ねぎ (斜め薄切り) … ½本
ごま油 … 小さじ2
塩 … 小さじ¼
ラー油 … 少々

作り方

1 ボウルに材料をすべて入れ、よくあえる。

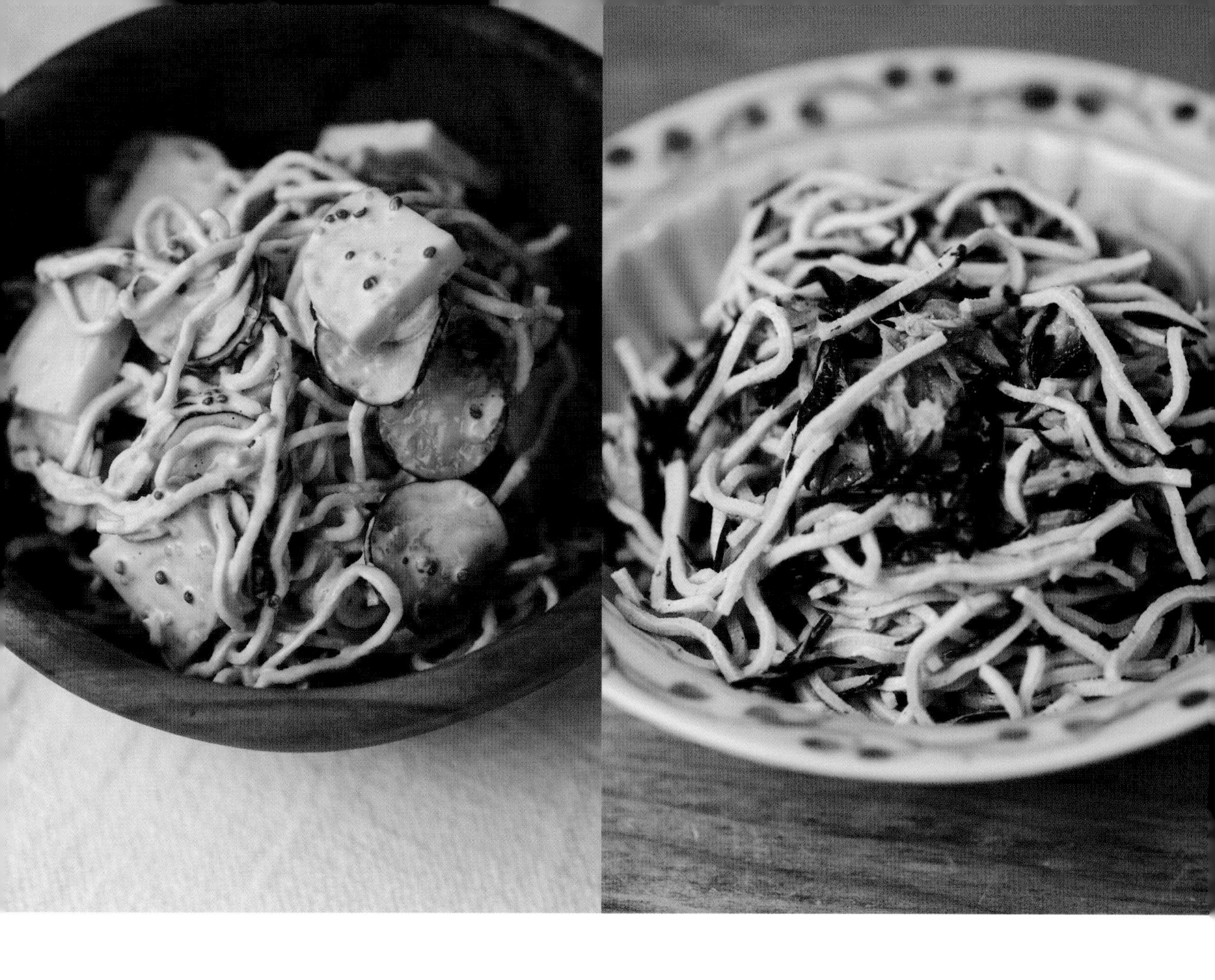

かまぼことゆうりの粒マスタードあえ

粒マスタードで、マヨあえでもさっぱり味に。かまぼこは、ハムやほたて缶にかえても。

材料（2人分）

豆腐干（短・熱湯で5分ゆで、
　もみ洗いして水けを絞る）… 1袋（100g）
かまぼこ（5㎜幅に切り、半分に切る）… 5㎝（60g）

A
- きゅうり（小口切りにして塩をまぶし、しんなりしたら水けを絞る）… 1本
- 塩 … 小さじ¼
- マヨネーズ … 大さじ3
- 粒マスタード … 大さじ1
- 塩、こしょう … 各少々

作り方

1 ボウルにAを入れて混ぜ、残りの材料を加えてあえる。

ツナとひじきのゆずこしょうあえ

ひじきは生で食感よく、酢で特有のにおいを消すのがコツ。ゆずこしょうがさわやかです。

材料（2人分）

豆腐干（短・熱湯で5分ゆで、
　もみ洗いして水けを絞る）… 1袋（100g）
ツナ缶（水煮・汁けをきる）… 小1缶（70g）
芽ひじき（乾燥・水につけて戻し、水けをきる）
　… 大さじ1

A
- 酢 … 大さじ1
- サラダ油 … 小さじ2
- ゆずこしょう … 小さじ½
- 塩 … 少々

作り方

1 ボウルにAを入れて混ぜ、残りの材料を加えてあえる。

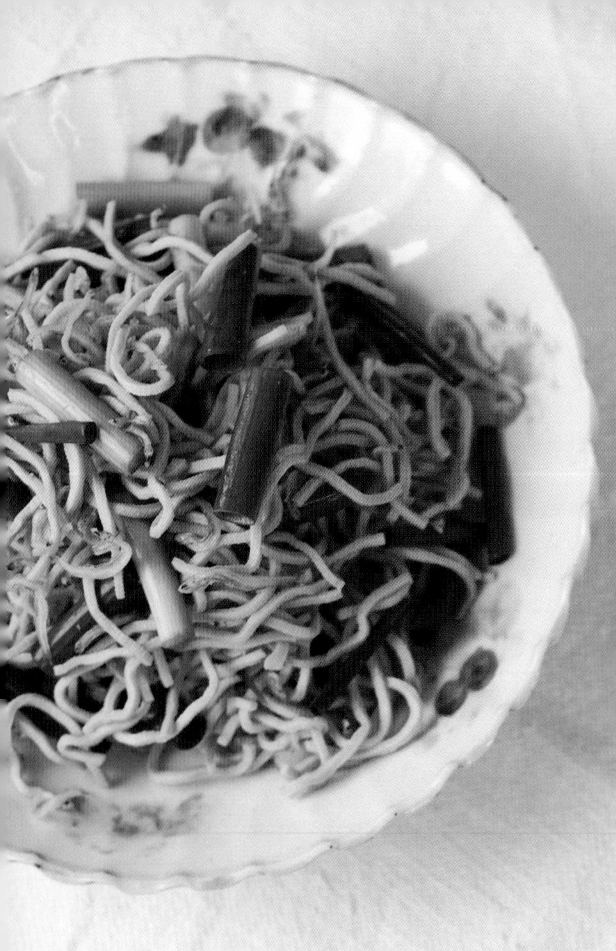

じゃこと万能ねぎの黒酢あえ

黒酢のコクのある酸味+ナンプラーで、奥深い味わいに。ゆでたしゃぶしゃぶ肉を加え、ボリュームを出しても。

材料（2人分）

豆腐干（短・熱湯で5分ゆで、
もみ洗いして水けを絞る）… 1袋（100g）

ちりめんじゃこ … 大さじ2

万能ねぎ（3cm幅に切る）… 6本

A
- 黒酢 … 大さじ1
- ナンプラー … 大さじ½

作り方

1 ボウルにAを入れて混ぜ、残りの材料を加えてあえる。

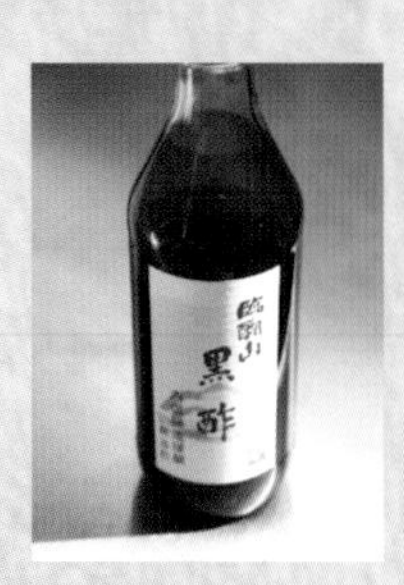

玄米を原料とし、長期熟成させて作られる黒酢は、まろやかな酸味と甘みが特徴。ドレッシングやかき玉スープに加えたり、ギョウザのつけだれにしても美味。

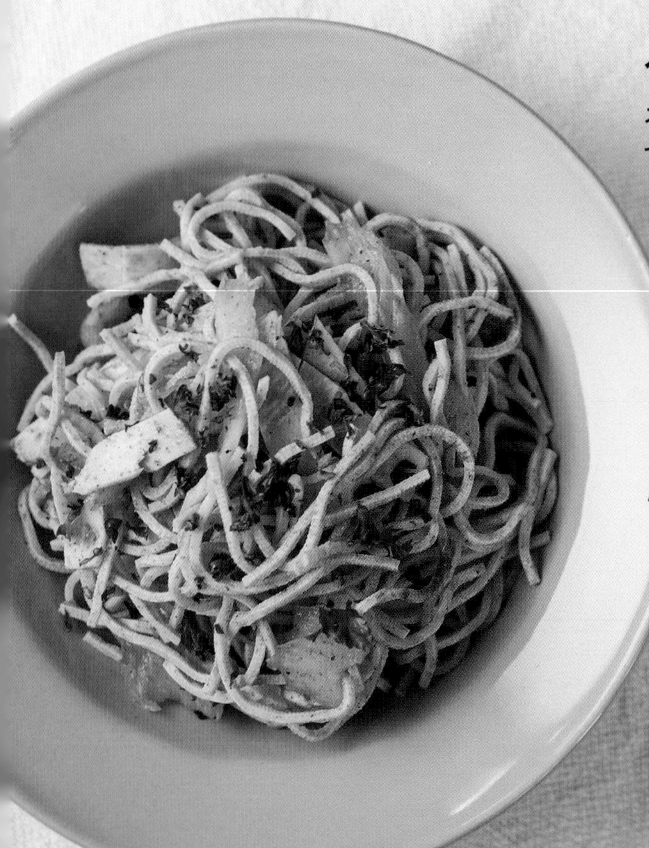

ハムとセロリのカレーあえ

スパイシーなカレー風味が、ほろ苦いセロリと相性抜群。セロリは塩もみしてしんなりと。パプリカで作っても◎。

材料（2人分）

豆腐干（短・熱湯で5分ゆで、
もみ洗いして水けを絞る）… 1袋（100g）

ロースハム（半分に切り、1cm幅に切る）… 2枚

セロリ（斜め薄切りにして塩をまぶし、
しんなりしたら水けを絞る）… ½本

塩 … 小さじ¼

A
- 酢、オリーブ油 … 各小さじ2
- カレー粉 … 小さじ1
- 塩 … 小さじ⅓
- 粗びき黒こしょう … 少々

パセリ（みじん切り）… 適量

作り方

1 ボウルにAを入れて混ぜ、豆腐干、ハム、セロリを加えてあえる。器に盛り、パセリを散らす。

ちくわとピーマンの
おかかあえ

うまみたっぷりのおかかに、七味をピリッときかせて。ピーマンはゆでて食べやすく。小松菜でも合います。

材料（2人分）

豆腐干（短）… 1袋（100g）
ちくわ（1cm幅の小口切り）… 2本
ピーマン（縦に細切り）… 2個
削り節 … ½袋（2g）
A｜しょうゆ、ごま油 … 各小さじ2
七味唐辛子 … 少々

作り方

1 ピーマンは熱湯で1分ゆで、ざるに上げ、同じ湯で豆腐干を5分ゆで、もみ洗いして水けを絞る。

2 ボウルにAを入れて混ぜ、1、ちくわ、削り節を加えてあえ、器に盛って七味をふる。

オクラのオイスター
しょうがあえ

オイスターソースの甘みを、しょうがと酢でキリッと引きしめます。ブロッコリー、アボカドで作っても。

材料（2人分）

豆腐干（短）… 1袋（100g）
オクラ（ガクをむく）… 6本
A｜しょうが（せん切り）… 1かけ
　｜オイスターソース、酢、ごま油 … 各小さじ2

作り方

1 オクラは熱湯で1分ゆで、ざるに上げ、粗熱がとれたら1cm幅の斜め切りにする。同じ湯で豆腐干を5分ゆで、もみ洗いして水けを絞る。

2 ボウルにAを入れて混ぜ、1を加えてあえる。

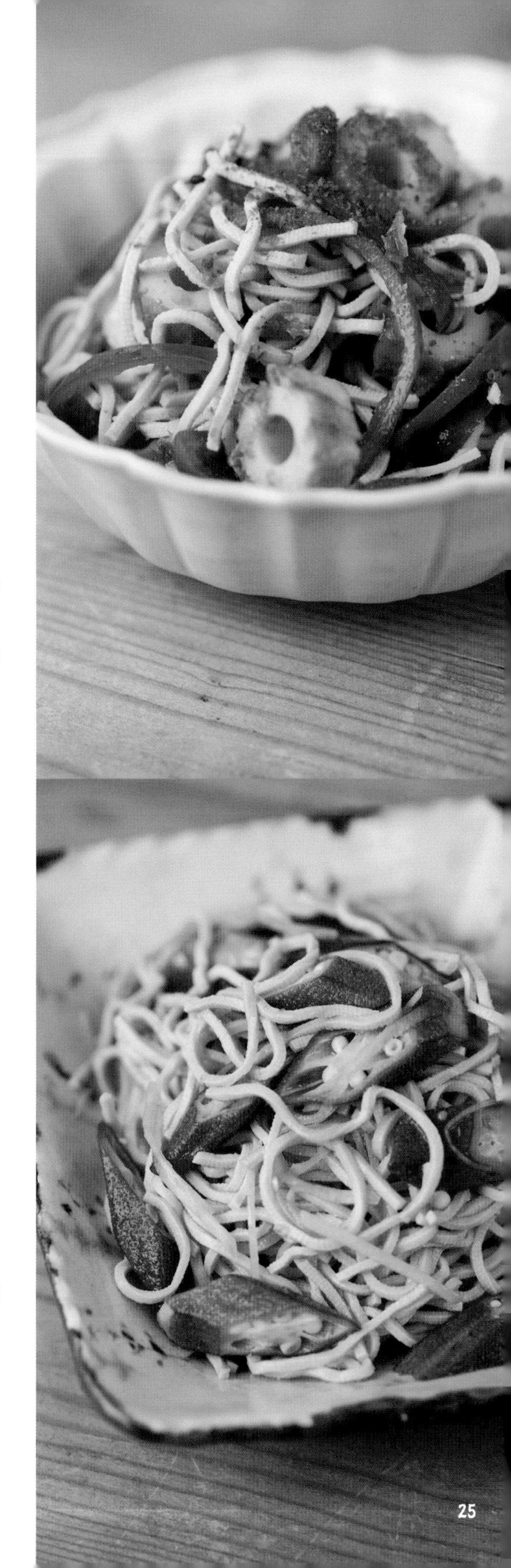

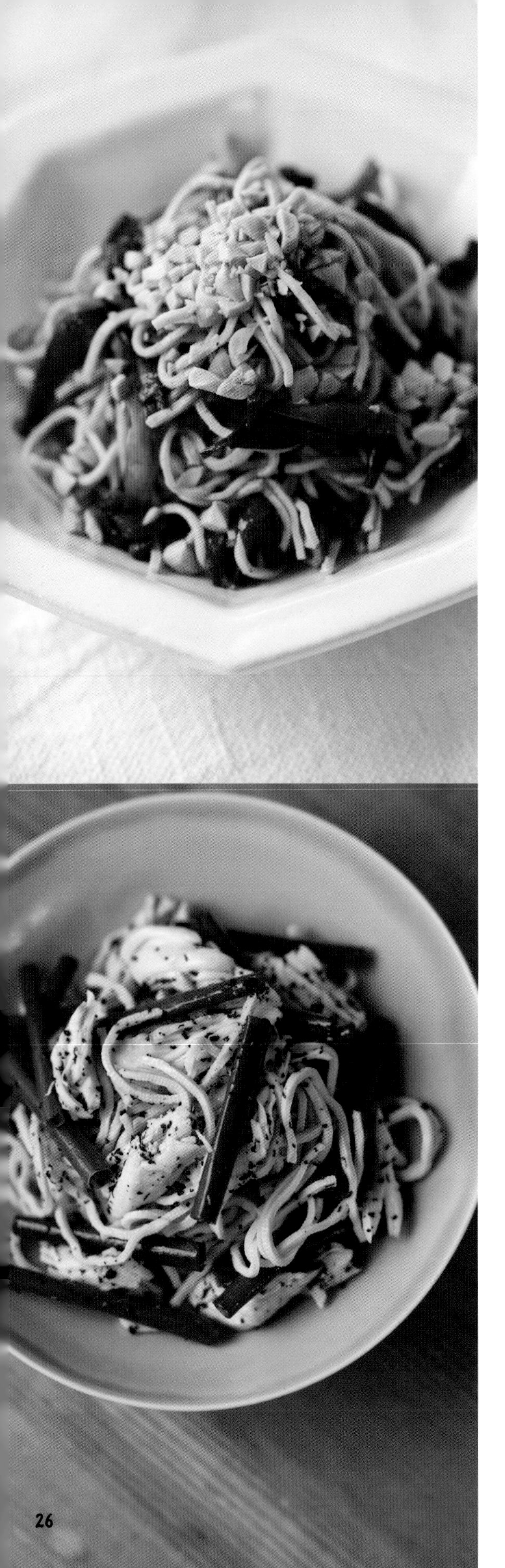

にらの花椒(ホアジャオ)ラー油あえ

にらは豆腐干と一緒にゆで、香りをうつすのがポイント。花椒とラー油でピリリと大人味。にんにくもきいています。

材料(2人分)

豆腐干(短)… 1袋(100g)
にら(5cm幅に切る)… ½束(50g)
A | 酢、しょうゆ、ごま油 … 各小さじ2
 | 砂糖 … 小さじ½
 | 花椒(ホアジャオ)(p49参照)… 小さじ¼
 | にんにく(すりおろす)、ラー油 … 各少々
ピーナッツ(粗く刻む)… 大さじ2

作り方

1 豆腐干は熱湯で5分ゆで、ゆで上がる1分前ににらを加えて一緒にゆで、もみ洗いして水けを絞る。

2 ボウルに**A**を入れて混ぜ、**1**を加えてあえ、器に盛ってピーナッツをのせる。

ささみと万能ねぎのゆかりあえ

ささみ&豆腐干の低糖質コンビを、さわやかなゆかりの風味でどうぞ。万能ねぎは、塩もみしたかぶにかえても。

材料(2人分)

豆腐干(短・熱湯で5分ゆで、もみ洗いして水けを絞る)… 1袋(100g)
鶏ささみ … 2本(100g)
A | 塩、こしょう … 各少々
 | 酒 … 小さじ1
万能ねぎ(5cm幅に切る)… 4本
ごま油 … 小さじ2
ゆかり … 小さじ1
塩 … 少々

作り方

1 ささみは耐熱皿にのせて**A**をからめ、ラップをふんわりかけて電子レンジで2分加熱し、粗熱がとれたら筋を除き、食べやすくほぐす。

2 ボウルに**1**、残りの材料を入れ、よくあえる。

ほうれんそうの梅ごまあえ

梅干し+オリーブ油で、さっぱりしつつもコク深く。レンチンしたなす、たたききゅうりで作るのもおすすめ。

材料（2人分）

豆腐干（短）… 1袋（100g）
ほうれんそう（5cm幅に切る）… ½束（100g）
A | 梅干し（種を除き、たたく）… 2個
オリーブ油、白いりごま … 各大さじ1
塩 … 少々

作り方

1 豆腐干は熱湯で5分ゆで、もみ洗いして水けを絞り、同じ湯でほうれんそうを1分ゆで、水にさらして水けを絞る。

2 ボウルに**A**を入れて混ぜ、**1**を加えてあえる。

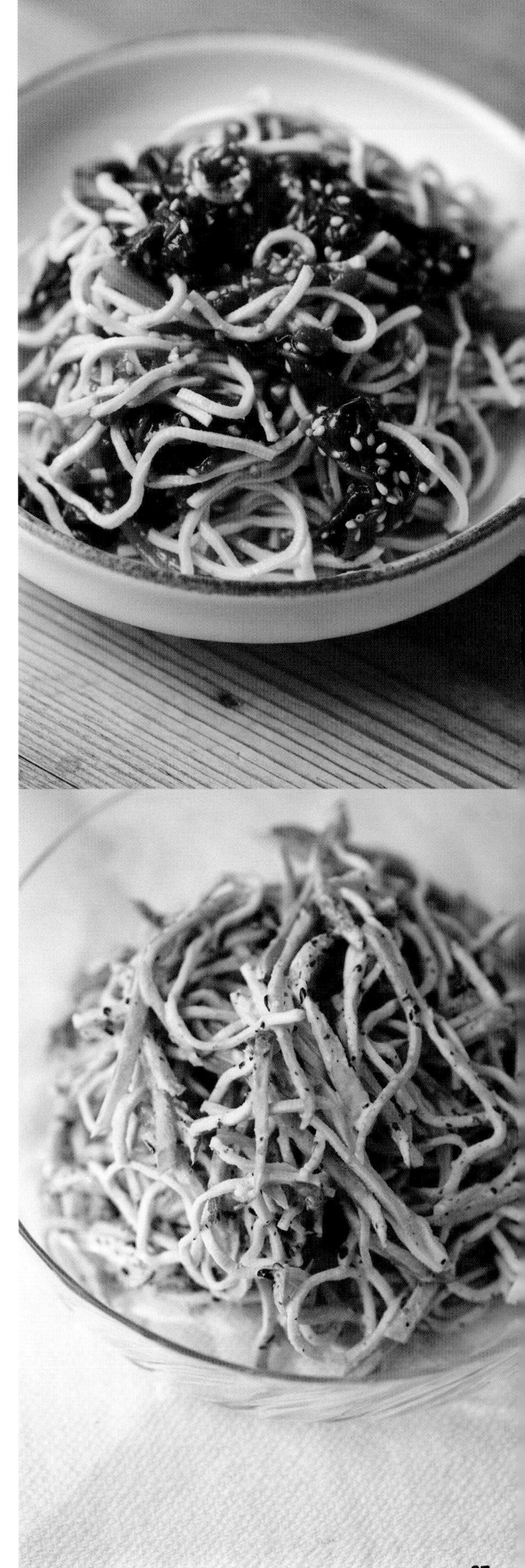

ごぼうとにんじんの黒ごまマヨあえ

せん切りごぼうはさっとゆで、歯ごたえよく仕上げて。ごま入りマヨであえた豆腐干、しっとりと美味です。

材料（2人分）

豆腐干（短）… 1袋（100g）
ごぼう（皮ごと斜め薄切りにしてせん切りにし、水にさらして水けをきる）… ⅓本
にんじん（斜め薄切りにし、せん切り）… ¼本
A | マヨネーズ … 大さじ3
黒すりごま … 大さじ1
しょうゆ … 小さじ2

作り方

1 豆腐干は熱湯で5分ゆで、ゆで上がる1分前にごぼう、にんじんを加えて一緒にゆで、もみ洗いして水けを絞る。

2 ボウルに**A**を入れて混ぜ、**1**を加えてあえる。

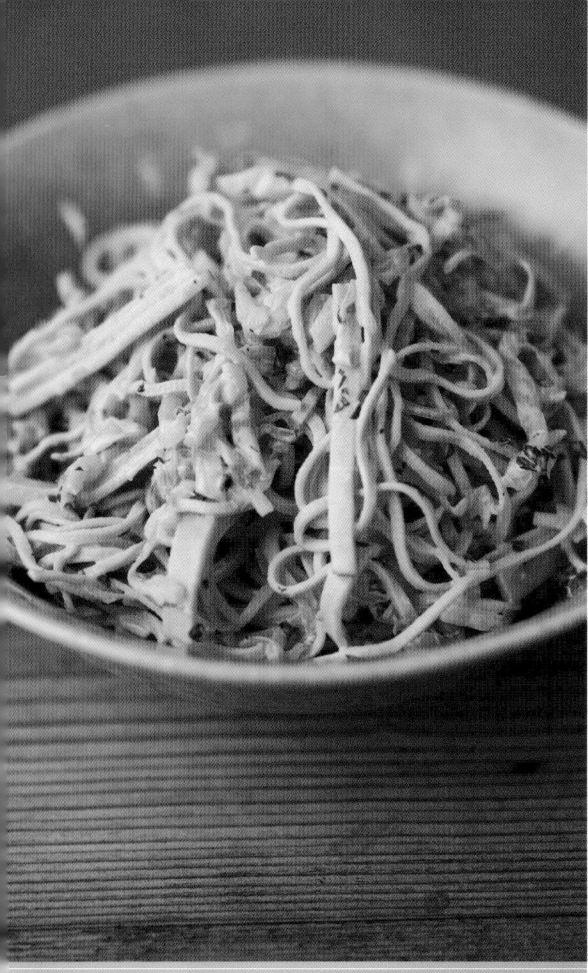

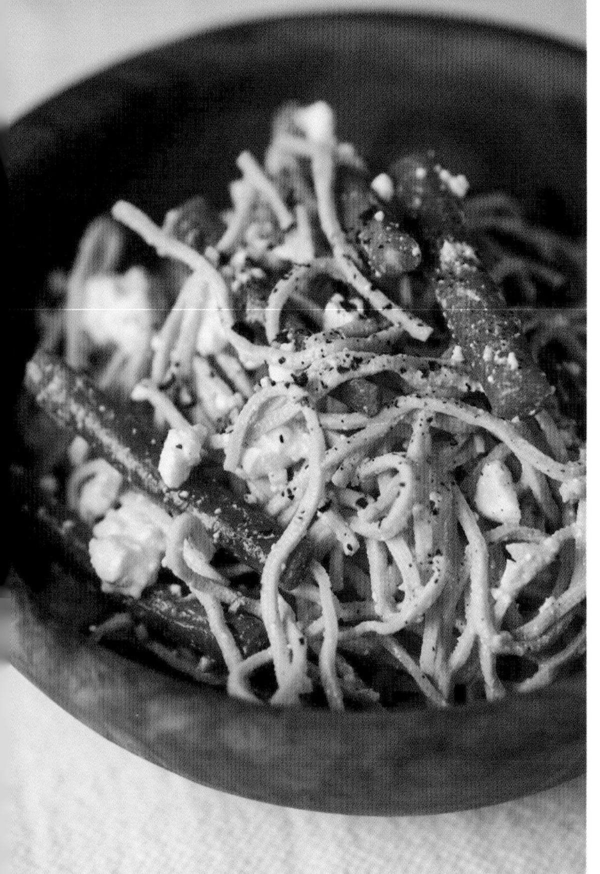

キャベツとハムのコールスロー

レモンの酸味がきいた軽やかな味。キャベツは細く切り、豆腐干にからみやすく。コーンや粉チーズを入れても。

材料（2人分）

豆腐干（短・熱湯で5分ゆで、
もみ洗いして水けを絞る）… 1袋（100g）

キャベツ（細切りにして塩をまぶし、
しんなりしたら水けを絞る）… 2枚
塩 … 小さじ1/4

ロースハム（半分に切り、5mm幅に切る）… 2枚

A
マヨネーズ … 大さじ3
パセリ（みじん切り）… 大さじ1
レモン汁 … 小さじ1
塩、こしょう … 各少々

作り方

1 ボウルに**A**を入れて混ぜ、残りの材料を加えてあえる。

いんげんと カッテージチーズのサラダ

低脂肪でコクのあるカッテージは、やせおかずの味方。レモン汁でさわやかに。アスパラ、アボカドで作っても。

材料（2人分）

豆腐干（短）… 1袋（100g）
いんげん（5cm幅に切る）… 10本
カッテージチーズ … 大さじ2

A
レモン汁 … 大さじ1
オリーブ油 … 小さじ2
塩 … 小さじ1/4
こしょう … 少々

作り方

1 豆腐干は熱湯で5分ゆで、ゆで上がる1分前にいんげんを加えて一緒にゆで、もみ洗いして水けを絞る。

2 ボウルに**A**を入れて混ぜ、**1**、カッテージチーズを加えてあえ、器に盛って粗びき黒こしょう少々（分量外）をふる。

＊残ったカッテージチーズは、マヨネーズと混ぜてディップに、削り節としょうゆをかけて食べたり、サラダにのせても

にんじんのシナモンドレッシングサラダ

シナモン、はちみつ入りのドレッシングが、甘くて新鮮。かぼちゃやさつまいもでも。

材料（2人分）

豆腐干（短・熱湯で5分ゆで、
もみ洗いして水けを絞る）… 1袋（100g）

にんじん（斜め薄切りにしてせん切りにし、塩をまぶし、しんなりしたら水けを絞る）… ½本
塩 … 少々

A
- レモン汁、オリーブ油 … 各大さじ1
- はちみつ … 小さじ1
- 塩 … 小さじ⅓
- シナモンパウダー … ひとつまみ
- こしょう … 少々

イタリアンパセリ（あれば・粗みじん切り）… 適量

作り方

1 ボウルにAを入れて混ぜ、豆腐干、にんじんを加えてあえる。器に盛り、イタリアンパセリを散らす。

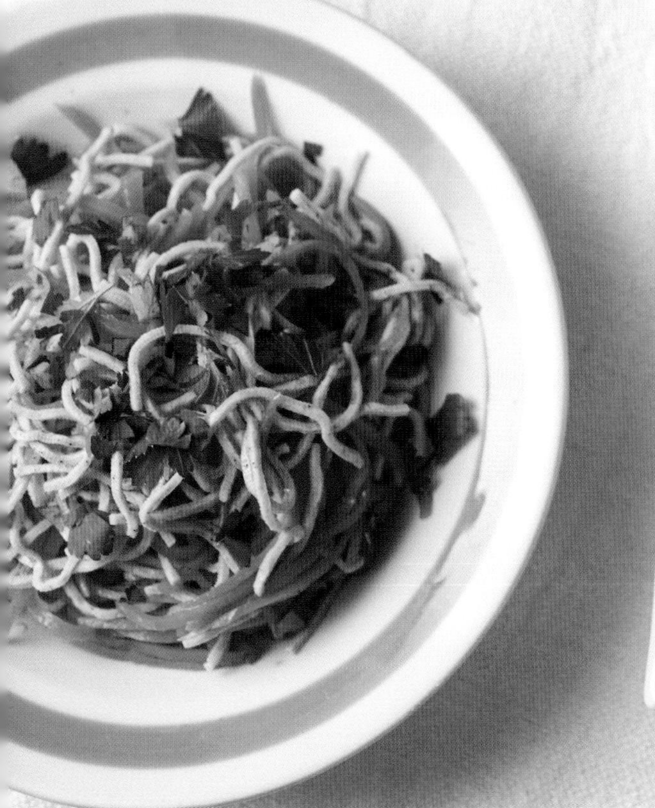

チョレギサラダ

韓国風のごま塩だれだから、どっさりの野菜と豆腐干がペロリ。わかめを入れてもヘルシー。

材料（2人分）

豆腐干（短・熱湯で5分ゆで、
もみ洗いして水けを絞る）… 1袋（100g）

サニーレタス（食べやすくちぎり、
水にさらして水けをきる）… 2枚

長ねぎ（斜め薄切り）… ⅓本

韓国のり（小さめにちぎる）… 小5枚

A
- ごま油 … 大さじ1
- 白いりごま … 大さじ½
- 塩 … 小さじ⅓
- にんにく（すりおろす）… 少々

作り方

1 ボウルにAを入れて混ぜ、残りの材料を加えてあえる。

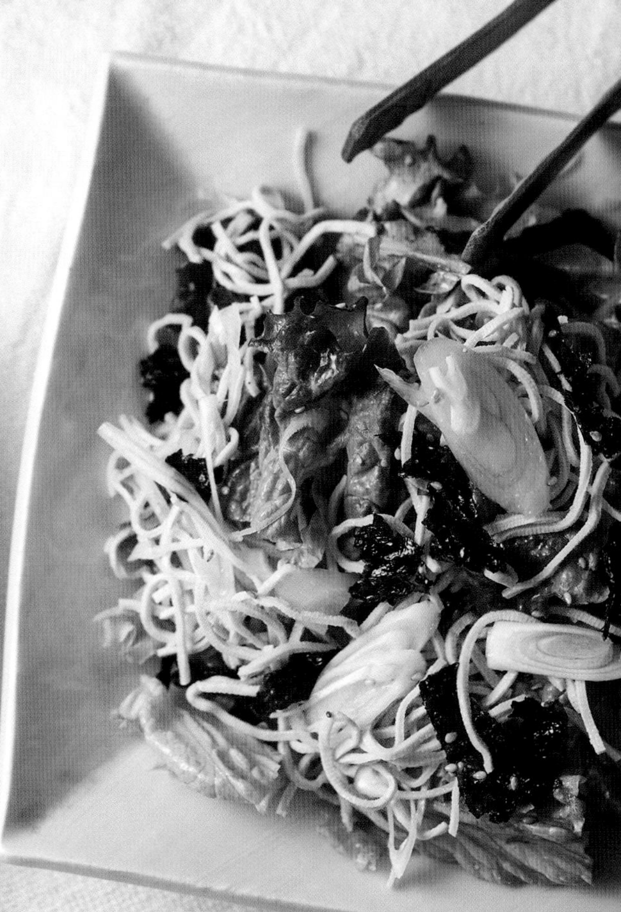

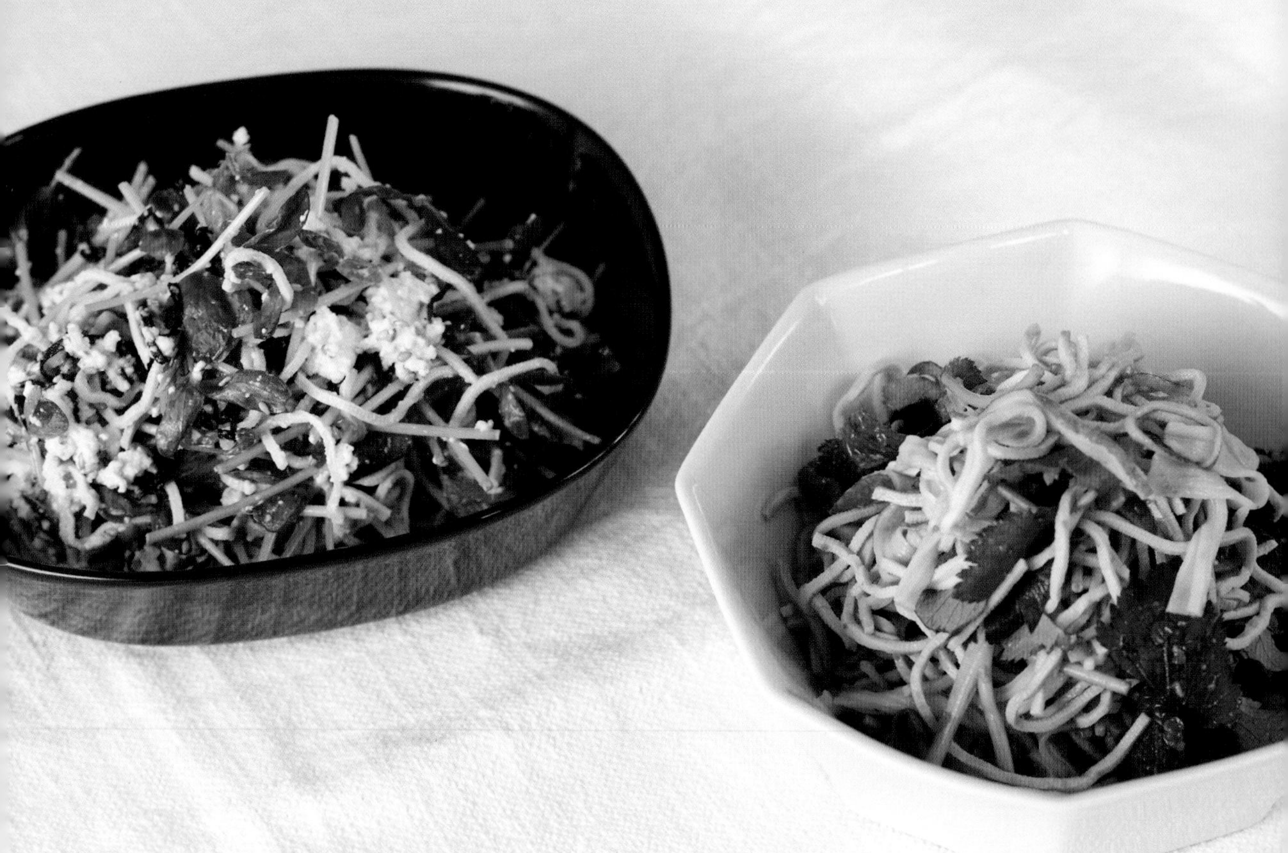

豆苗の塩昆布白あえ

塩昆布のうまみ、ごま油のコクが広がる高たんぱくな白あえ。豆腐は水きり不要！そのほうが豆腐干にしっとりからみます。

材料（2人分）

豆腐干（短・熱湯で5分ゆで、もみ洗いして水けを絞る）… 1袋（100g）
豆苗（長さを3等分に切る）… ½袋
絹ごし豆腐（キッチンペーパーで水けをふく）… ⅓丁（100g）

A
- 塩昆布 … 大さじ2
- 白いりごま … 大さじ1
- ごま油 … 小さじ2
- 塩 … 少々

作り方

1 ボウルに豆腐を入れてスプーンでつぶし、Aを混ぜ、豆腐干、豆苗を加えてあえる。

かにかまとみつばの酢みそあえ

甘めの酢みそに、みつばとからしの香りが加わって、淡泊な豆腐干が味わい深く。ハムやかまぼこでも。

材料（2人分）

豆腐干（短・熱湯で5分ゆで、もみ洗いして水けを絞る）… 1袋（100g）
かにかま（ほぐす）… 4本
みつば（ざく切り）… 1株（25g）

A
- 酢、砂糖 … 各大さじ½
- みそ … 小さじ2
- 練りがらし … 小さじ¼

作り方

1 ボウルにAを入れて混ぜ、残りの材料を加えてあえる。

れんこんと万能ねぎのザーサイあえ

ごま塩だれにちょっぴり酢を足し、あと味さっぱりと。ザーサイのうまみに、れんこんの食感がアクセントです。

材料 (2人分)

豆腐干 (短) … 1袋 (100g)
れんこん (薄いいちょう切りにし、
水にさらして水けをきる) … 小1節 (100g)
万能ねぎ (斜め薄切り) … 2本
味つきザーサイ (びん詰・ざく切り) … 大さじ1
A 酢 … 大さじ1
ごま油 … 小さじ2
塩 … 小さじ⅓

作り方

1. れんこんは熱湯で1分ゆで、ざるに上げ、同じ湯で豆腐干を5分ゆで、もみ洗いして水けを絞る。
2. ボウルにAを入れて混ぜ、**1**、残りの材料を加えてあえる。

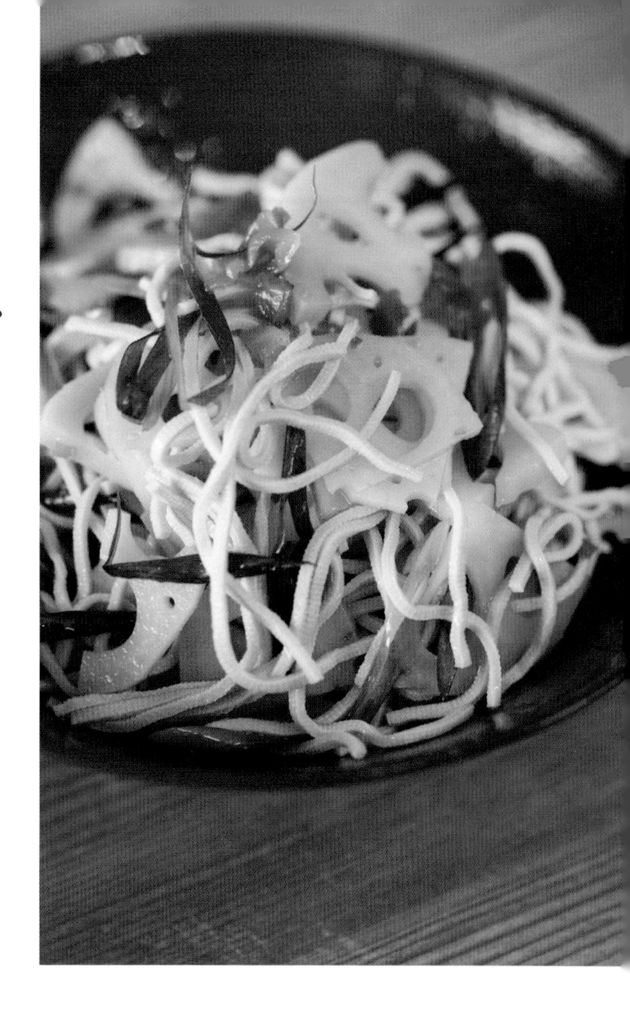

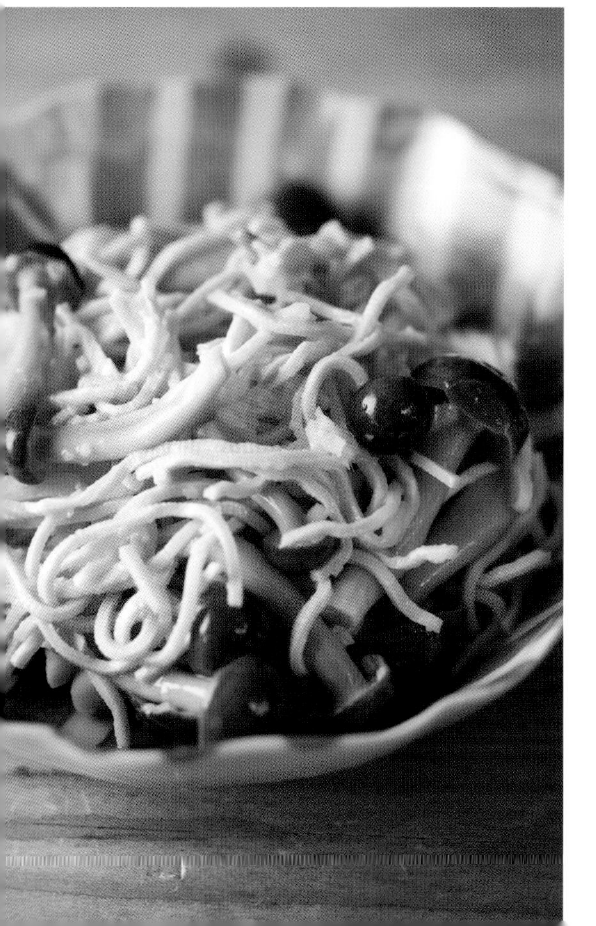

しめじのしょうが塩麹あえ

塩麹にしょうがを合わせ、すっきりと仕上げたひと皿。えのきやエリンギなど、好きなきのこをミックスしても。

材料 (2人分)

豆腐干 (短) … 1袋 (100g)
しめじ (ほぐす) … 1パック (100g)
A しょうが (みじん切り) … 1かけ
塩麹 … 大さじ1½
オリーブ油 … 小さじ2
塩 … 少々

作り方

1. しめじは熱湯で1分ゆで、ざるに上げ、同じ湯で豆腐干を5分ゆで、もみ洗いして水けを絞る。
2. ボウルにAを入れて混ぜ、**1**を加えてあえる。

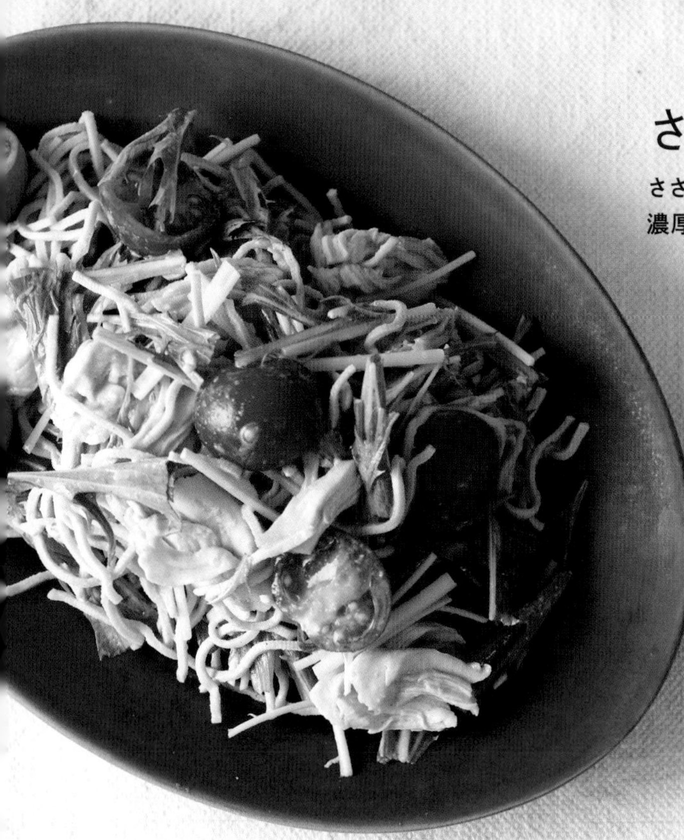

ささみのバンバンジー

ささみはレンチン後に余熱で中まで火を通し、しっとりと。濃厚なごまだれは、少ない調味料でもおいしさぎっしり。

材料（2人分）

豆腐干（短・熱湯で5分ゆで、
もみ洗いして水けを絞る）… 1袋（100g）
鶏ささみ … 2本（100g）
A｜塩、こしょう … 各少々
｜酒 … 小さじ1
プチトマト（縦半分に切る）… 5個
水菜（4cm幅に切る）… 1株（50g）
B｜白練りごま … 大さじ2
｜酢、しょうゆ … 各大さじ1
｜砂糖 … 小さじ2
｜ラー油 … 少々

作り方

1 ささみは耐熱皿にのせてAをからめ、ラップをふんわりかけて電子レンジで2分加熱し、粗熱がとれたら筋を除き、食べやすくほぐす。

2 ボウルにBを入れて混ぜ、1、残りの材料を加えてあえる。

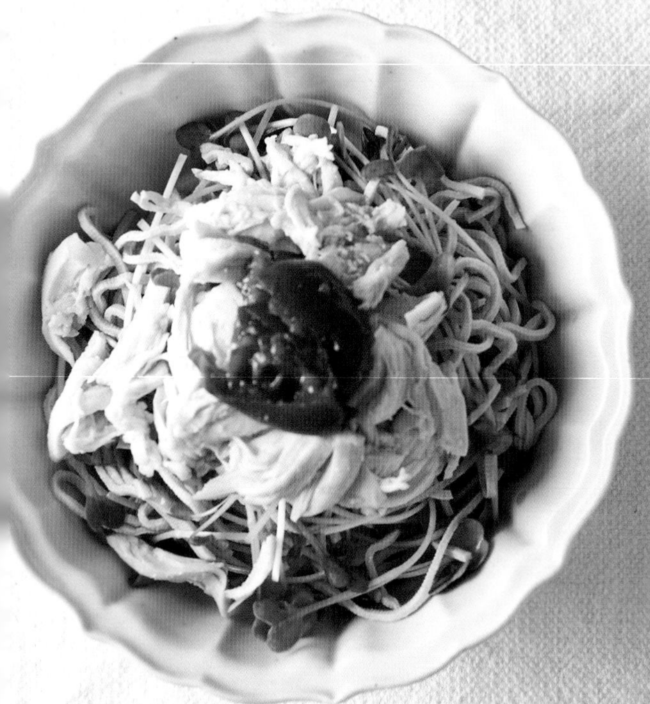

ささみと かいわれの梅ポンあえ

梅干しとポン酢でさっぱり、ノンオイルでヘルシー。かいわれは先に豆腐干とあえ、辛みを楽しみます。

材料（2人分）

豆腐干（短・熱湯で5分ゆで、
もみ洗いして水けを絞る）… 1袋（100g）
鶏ささみ … 2本（100g）
A｜塩、こしょう … 各少々
｜酒 … 小さじ1
かいわれ（根元を切る）… ½パック
梅干し（種を除き、ちぎる）… 1個
ポン酢じょうゆ … 大さじ2

作り方

1 ささみは耐熱皿にのせてAをからめ、ラップをふんわりかけて電子レンジで2分加熱し、粗熱がとれたら筋を除き、食べやすくほぐす。

2 豆腐干にかいわれをさっと混ぜて器に盛り、1、梅干しをのせ、ポン酢をかける。

焼ききのこののりあえ

グリル焼きのきのこの香ばしさが、なによりのごちそう。少しのごま油としょうゆで、のりの香りとともにどうぞ。

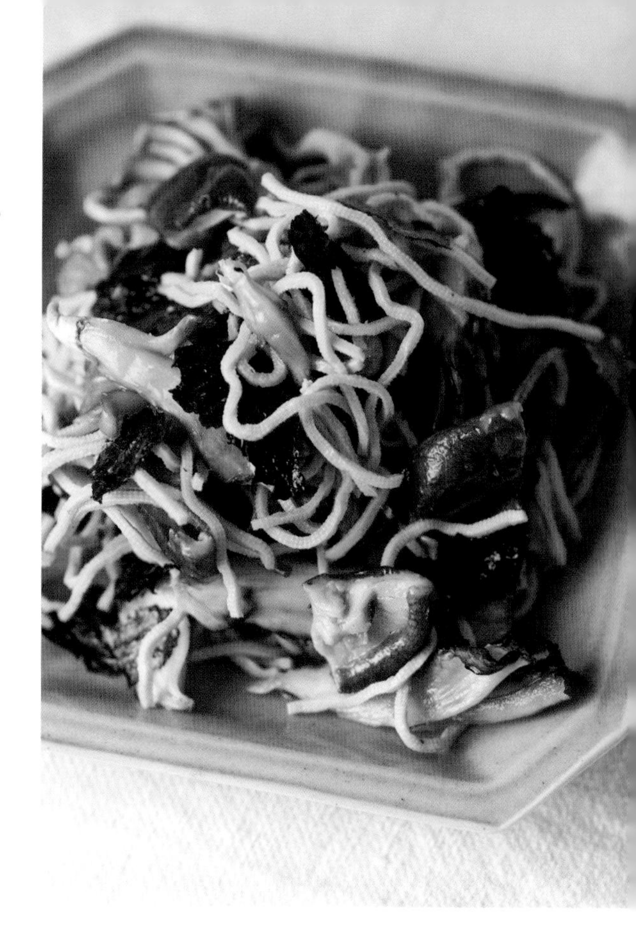

材料 (2人分)

豆腐干 (短・熱湯で5分ゆで、
もみ洗いして水けを絞る) … 1袋 (100g)
まいたけ (大きく3つにほぐす) … 1パック (100g)
生しいたけ … 4枚
焼きのり (小さめにちぎる) … 全形½枚
A | しょうゆ、ごま油 … 各小さじ2

作り方

1 きのこは魚焼きグリルの中火でこんがり4～5分焼き、粗熱がとれたらまいたけは食べやすくほぐし、しいたけは縦3～4等分にさく。

2 ボウルに**A**を入れて混ぜ、**1**、残りの材料を加えてあえる。

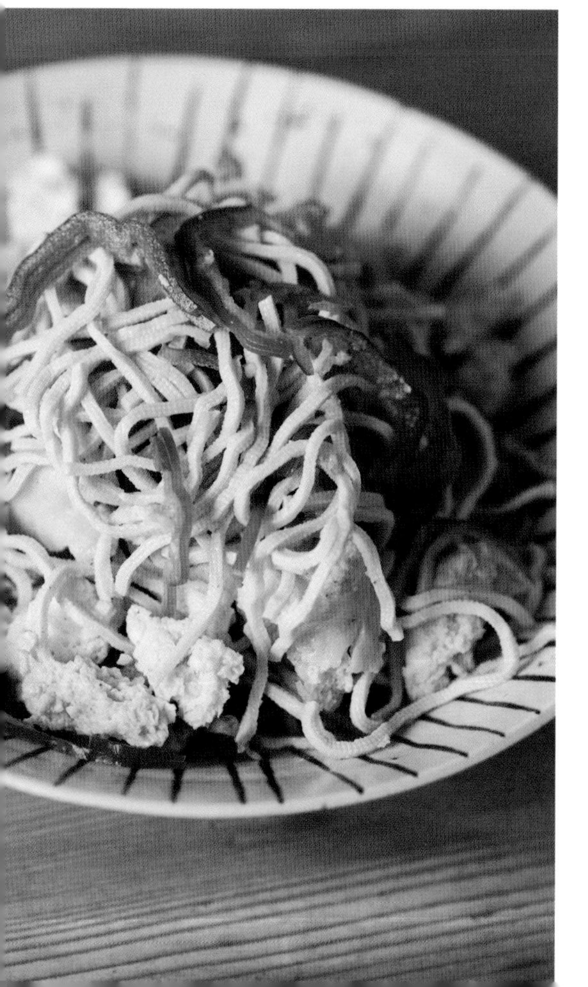

ピーマンと卵の中華あえ

ほろ苦い生ピーマンに、うま塩だれが絶妙にからみます。いり卵は手軽にレンチンで。青じそ、みつばを加えても。

材料 (2人分)

豆腐干 (短・熱湯で5分ゆで、
もみ洗いして水けを絞る) … 1袋 (100g)
ピーマン (横にせん切り) … 2個
卵 … 1個
塩、こしょう … 各少々
A | 鶏ガラスープの素 … 大さじ½
ごま油 … 小さじ2
にんにく (すりおろす)、こしょう … 各少々

作り方

1 耐熱ボウルに卵を入れて溶き、塩、こしょうを混ぜ、ラップをふんわりかけて電子レンジで50秒加熱し、菜箸でほぐしていり卵にする。

2 ボウルに**A**を入れて混ぜ、**1**、残りの材料を加えてあえる。

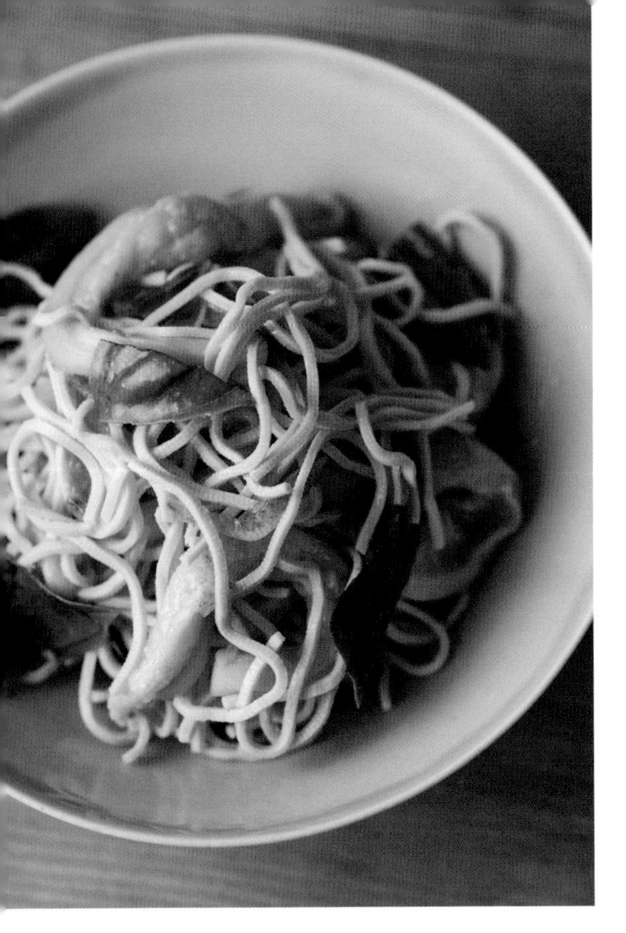

蒸しなすのエスニックサラダ

なすはレンジ加熱とは思えないほど、とろりとやわらかく。ナンプラー+レモン+バジルが香るタイ風サラダです。

材料（2人分）

豆腐干（短・熱湯で5分ゆで、
　もみ洗いして水けを絞る）… 1袋（100g）
なす（皮をむき、水にさらして水けをきる）… 2本（160g）
桜えび … 大さじ1
バジルの葉（ちぎる）… 4〜5枚
A｜レモン汁 … 大さじ1
　｜ナンプラー、ごま油 … 各小さじ2

作り方

1 なすは1本ずつラップで包んで耐熱皿にのせ、電子レンジで3分加熱し、粗熱がとれたら食べやすくさく。

2 ボウルに**A**を入れて混ぜ、**1**、残りの材料を加えてあえる。

ごぼうと枝豆のみそ味サラダ

しょうががきいたみそドレッシングと、ごぼうが好相性。トレビスの苦みがアクセント。かわりにクレソンでも。

材料（2人分）

豆腐干（短）… 1袋（100g）
ごぼう（皮ごとささがきにし、水にさらして水けをきる）… 1/3本
冷凍枝豆（解凍し、さやから出したもの）… 1/3カップ（50g）
トレビス（食べやすくちぎり、水にさらして水けをきる）… 2枚
A｜酢、みそ … 各大さじ1
　｜オリーブ油 … 小さじ2
　｜しょうが（すりおろす）… 1かけ

作り方

1 豆腐干は熱湯で5分ゆで、ゆで上がる1分前にごぼうを加えて一緒にゆで、もみ洗いして水けを絞る。

2 ボウルに**A**を入れて混ぜ、**1**、残りの材料を加えてあえる。

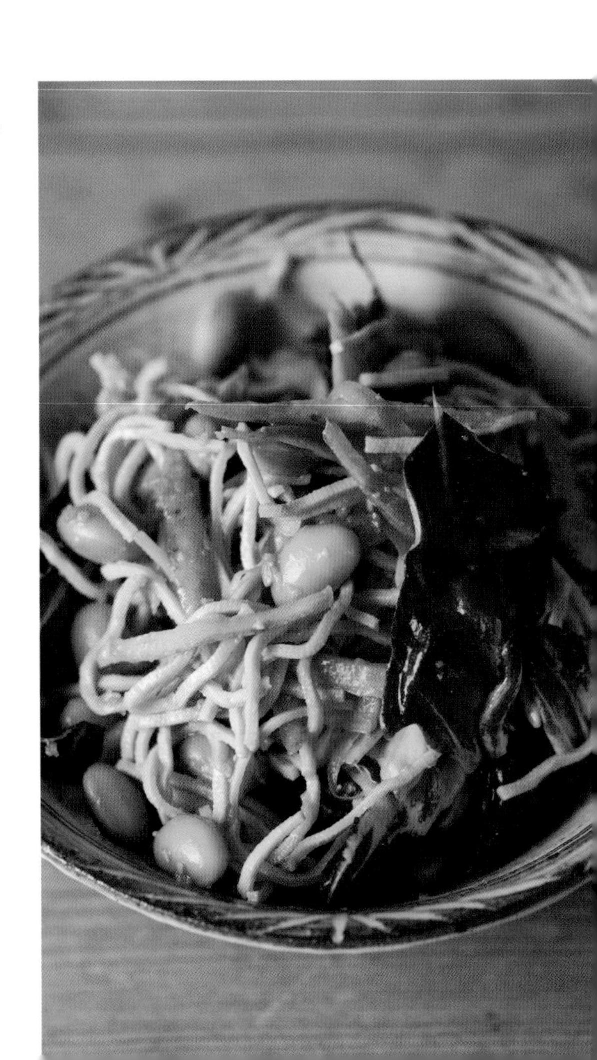

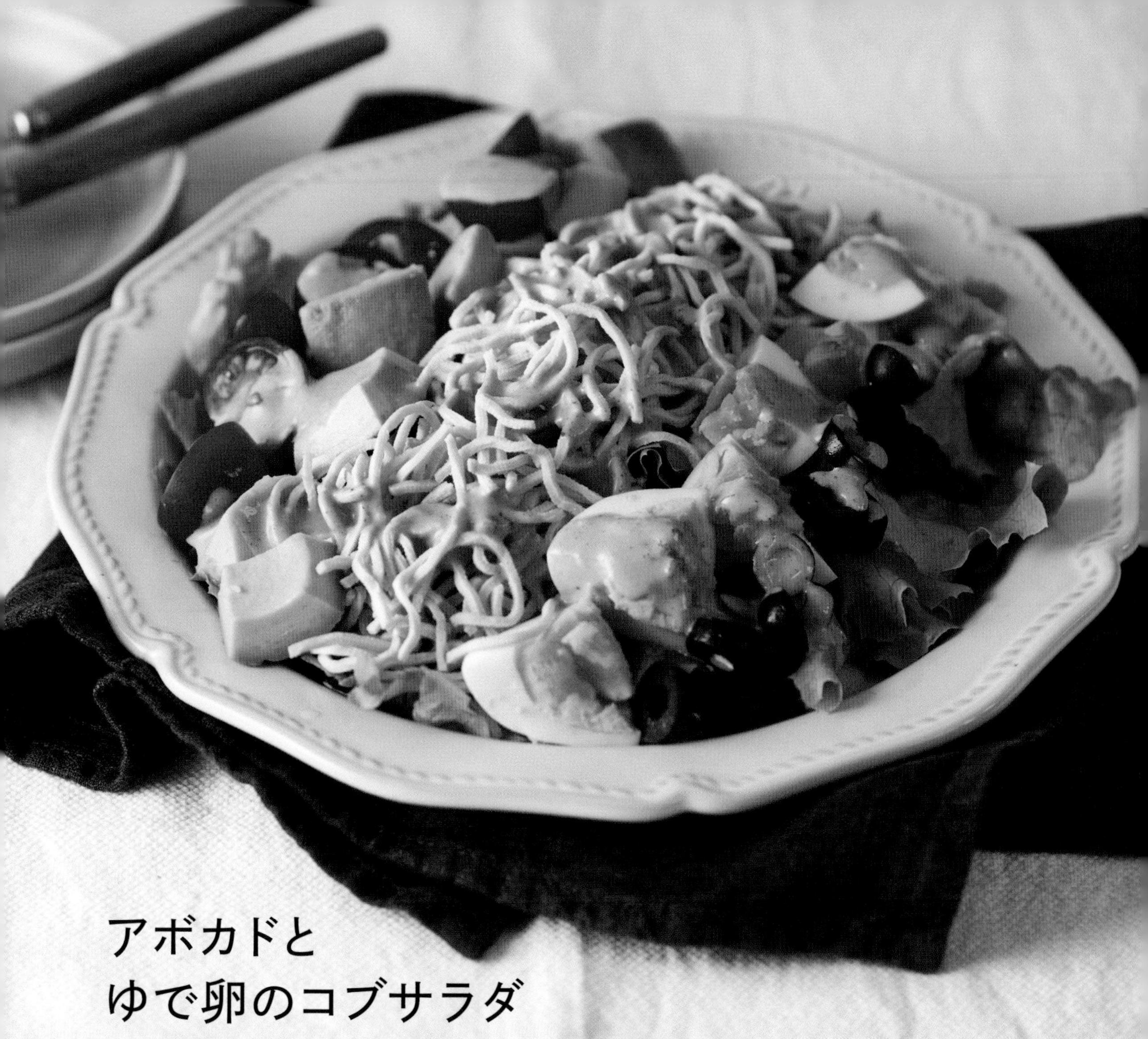

アボカドと
ゆで卵のコブサラダ

オーロラソース＋チリパウダーで手軽に作れるコブドレッシングは、牛乳でのばして豆腐干とからみやすく。野菜や卵のほか、ビーンズやチーズを加えれば、ボリューム満点のメインのひと皿になります。

材料（2人分）

A
- 豆腐干（短・熱湯で 5分ゆで、もみ洗いして水けを絞る）… 1袋（100g）
- ゆで卵（縦4等分に切り、半分に切る）… 1個
- アボカド（3cm角に切る）… ½個
- プチトマト（縦半分に切る）… 4個
- ブラックオリーブ（種なし・5mm幅の輪切り）… 5粒

グリーンカール（食べやすくちぎり、水にさらして水けをきる）… 2枚

B
- マヨネーズ、ケチャップ … 各大さじ1
- 牛乳 … 小さじ2
- チリパウダー … 小さじ¼

作り方

1 器にグリーンカールを盛り、Aをのせ、混ぜたBをかける。

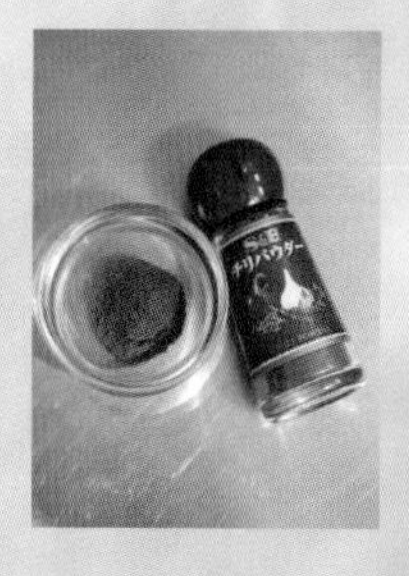

チリパウダーは、唐辛子にオレガノ、クミン、にんにくなどを混ぜた混合スパイス。マヨネーズやヨーグルト系のドレッシングに混ぜるのもおすすめ。

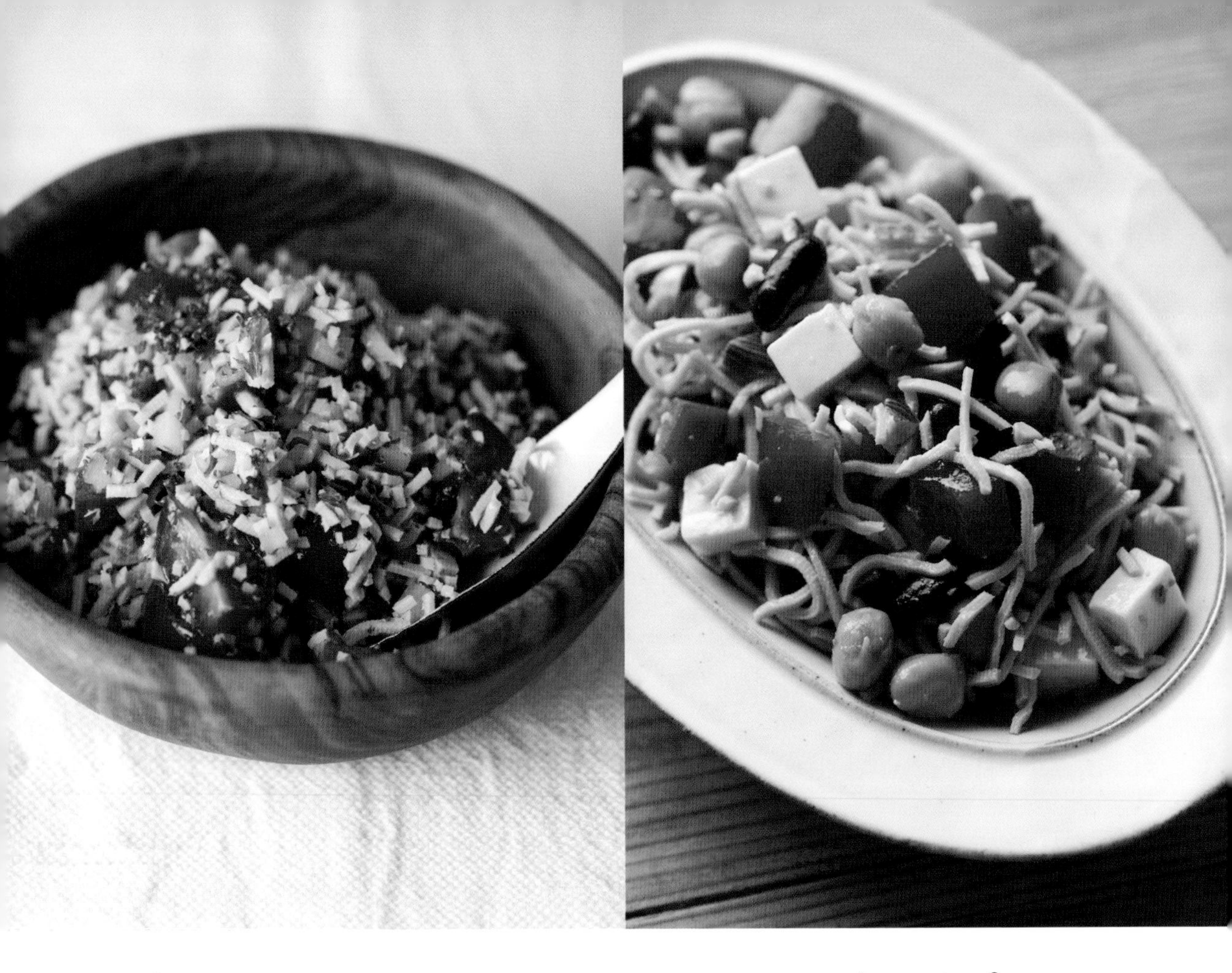

プチトマトと セロリのタブレ風

豆腐干を細かく刻み、クスクス風に。枝豆で作ったり、ミントを加えても。

材料（2人分）

豆腐干（短・熱湯で5分ゆで、もみ洗いして水けを絞り、細かく刻む）… 1袋（100g）
プチトマト（縦4等分に切る）… 6個
セロリ（粗みじん切り）… ⅓本
A
- パセリ（みじん切り）… 大さじ2
- オリーブ油 … 大さじ1
- レモン汁 … 小さじ2
- 塩 … 小さじ½
- 粗びき黒こしょう … 少々

作り方

1 ボウルにAを入れて混ぜ、残りの材料を加えてあえる。

ビーンズとパプリカの チョップドサラダ

具材を刻んでスプーンで食べる新感覚サラダ。豆やナッツ入りで栄養満点。わさび風味です。

材料（2人分）

豆腐干（短・熱湯で5分ゆで、もみ洗いして水けを絞り、3cm幅に切る）… 1袋（100g）
ミックスビーンズ（ドライパック）… 1パック（50g）
パプリカ（赤・1.5cm角に切る）… ⅓個
プロセスチーズ（1.5cm角に切る）… 20g
ミックスナッツ（粗く刻む）… 大さじ3
A
- 酢、しょうゆ、オリーブ油 … 各小さじ2
- おろしわさび … 小さじ¼

作り方

1 ボウルにAを入れて混ぜ、残りの材料を加えてあえる。

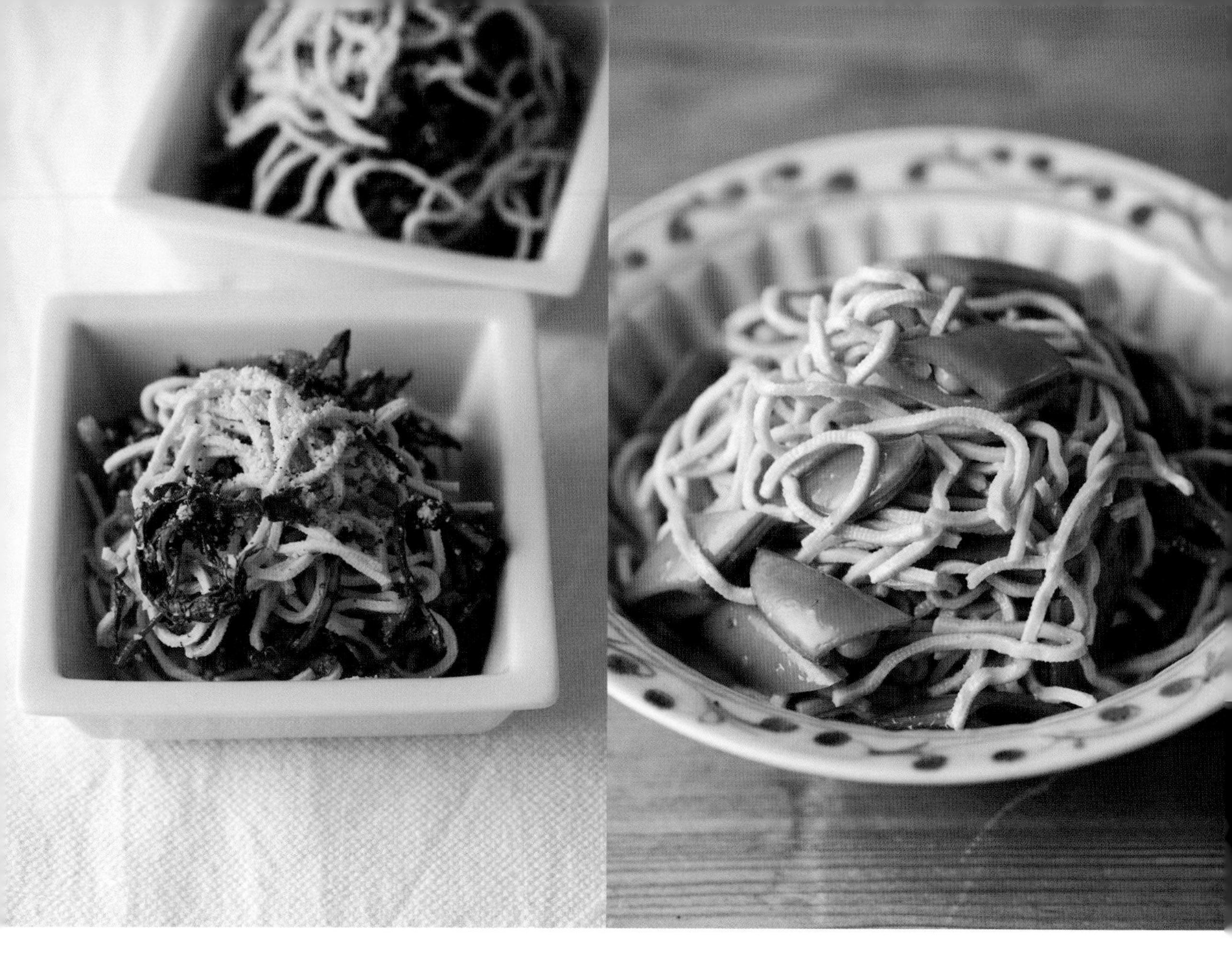

春菊のペッパーチーズあえ

春菊の苦さと、粉チーズのコクが相性抜群。キャベツやコーンでボリュームを出しても。

材料（2人分）

豆腐干（短）… 1袋（100g）
春菊（5cm幅に切る）… 1束（150g）

A
- 粉チーズ … 大さじ1½
- オリーブ油 … 大さじ1
- 塩 … 小さじ¼
- にんにく（すりおろす）、粗びき黒こしょう … 各少々

作り方

1. 春菊は熱湯で1分ゆで、ざるに上げ、粗熱がとれたら水けを絞る。同じ湯で豆腐干を5分ゆで、もみ洗いして水けを絞る。
2. ボウルにAを入れて混ぜ、1を加えてあえ、器に盛って粗びき黒こしょう、粉チーズ各適量（分量外）をふる。

スナップえんどうのゆずこしょうあえ

ゆずこしょう+レモンの風味がさわやか。もやし、きゅうり、ほうれんそうでも合います。

材料（2人分）

豆腐干（短）… 1袋（100g）
スナップえんどう（筋を除く）… 8本

A
- オリーブ油 … 大さじ1
- レモン汁 … 小さじ2
- しょうゆ … 小さじ1
- ゆずこしょう … 小さじ½

作り方

1. スナップえんどうは熱湯で2分ゆで、ざるに上げ、粗熱がとれたら斜め3等分に切る。同じ湯で豆腐干を5分ゆで、もみ洗いして水けを絞る。
2. ボウルにAを入れて混ぜ、1を加えてあえる。

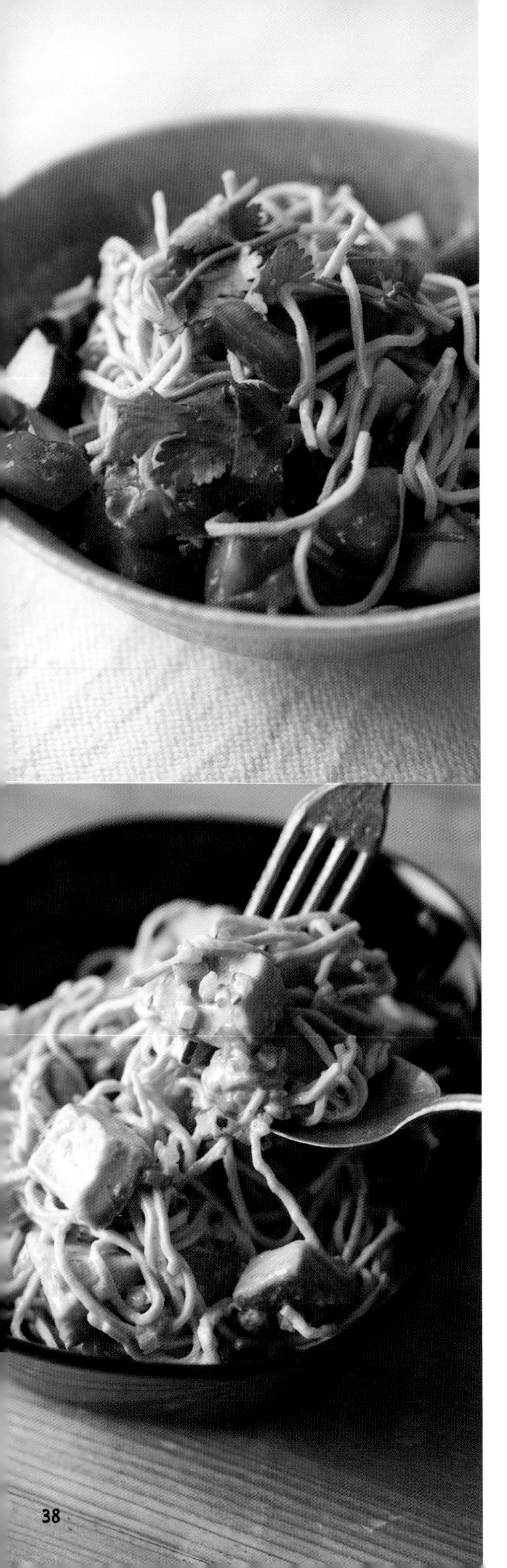

トマトときゅうりのモロッコ風サラダ

クミンをきかせた、異国の香りのスパイシーなひと皿。粗みじん切りの紫玉ねぎを足しても美味です。

材料（2人分）

豆腐干（短・熱湯で5分ゆで、
　もみ洗いして水けを絞る）… 1袋（100g）
トマト（1.5㎝角に切る）… ½個
きゅうり（縦4等分に切り、1㎝幅に切る）… ½本
パクチー（1㎝幅に切る）… 1株（15g）
A | レモン汁 … 大さじ1
　| オリーブ油 … 小さじ2
　| 塩 … 小さじ⅓
　| クミンパウダー … 小さじ¼
　| こしょう … 少々

作り方

1 ボウルにAを入れて混ぜ、残りの材料を加えてあえる。

アボカドのスパイシーヨーグルトサラダ

低糖質なヨーグルト＆アボカドに、スパイスでインド風。ひよこ豆やミックスビーンズ、きゅうりを加えても。

材料（2人分）

豆腐干（短・熱湯で5分ゆで、
　もみ洗いして水けを絞る）… 1袋（100g）
アボカド（3㎝角に切る）… ½個
紫玉ねぎ（粗みじん切り）… ⅛個
A | プレーンヨーグルト … 大さじ3
　| オリーブ油 … 小さじ2
　| ガラムマサラ（またはクミンパウダー）… 小さじ½*
　| 塩 … 小さじ⅓
　| こしょう … 少々

*またはカレー粉小さじ1でも

作り方

1 ボウルにAを入れて混ぜ、残りの材料を加えてあえる。

ベビーリーフと
モッツァレラのサラダ

チーズはちぎり、粒マス入りドレッシングのからみをよく。
低糖質のカッテージチーズで、さらにヘルシーにしても。

材料（2人分）

豆腐干（短・熱湯で5分ゆで、
　もみ洗いして水けを絞る）… 1袋（100g）
ベビーリーフ（水にさらし、水けをきる）… ½袋
トマト（3等分のくし形に切り、半分に切る）… ½個
モッツァレラチーズ（大きめにちぎる）… ½個（50g）

A
- 酢、粒マスタード … 各大さじ½
- オリーブ油 … 小さじ2
- 塩 … 小さじ⅓
- 粗びき黒こしょう … 少々

作り方

1 ボウルにAを入れて混ぜ、残りの材料を加えてあえる。

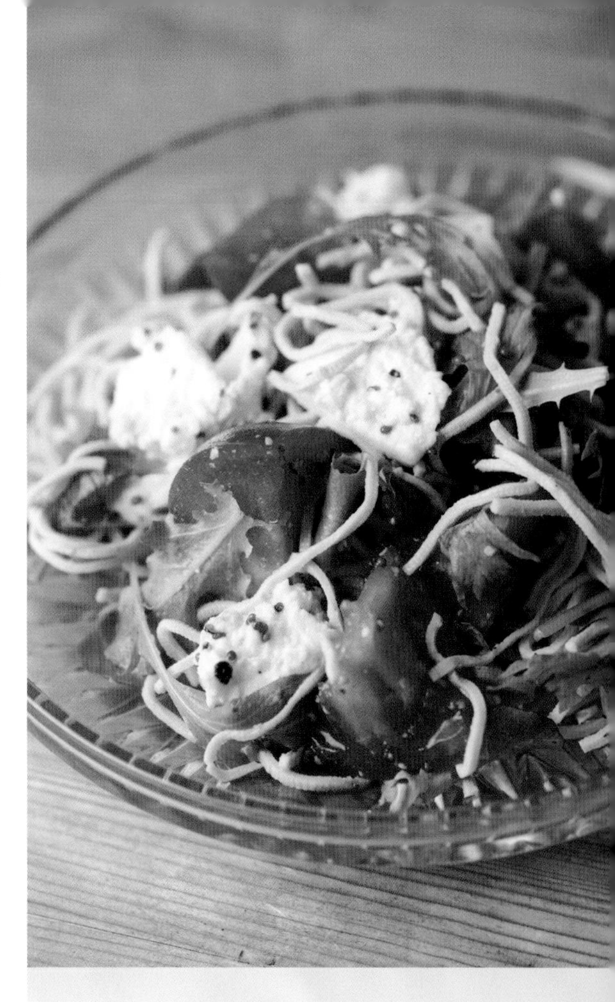

クレソンとビーンズの
オニオンドレサラダ

すりおろし玉ねぎの甘みと香りが、おいしさの決めて。
せん切りキャベツ、パプリカで作るのもおすすめ。

材料（2人分）

豆腐干（短・熱湯で5分ゆで、
　もみ洗いして水けを絞る）… 1袋（100g）
クレソン（3㎝幅に切る）… 1束（50g）
ミックスビーンズ（ドライパック）… 1パック（50g）

A
- 玉ねぎ（すりおろす）、オリーブ油 … 各大さじ1
- 酢、しょうゆ … 各小さじ2
- 塩 … 少々

作り方

1 ボウルにAを入れて混ぜ、残りの材料を加えてあえる。

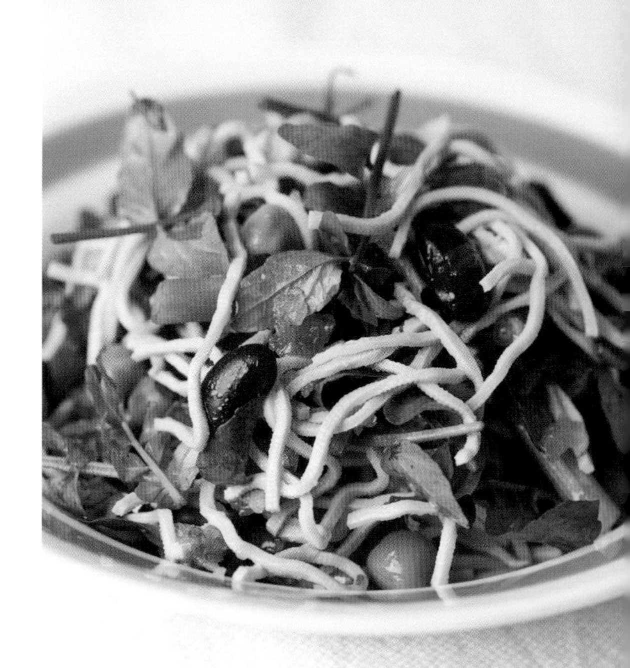

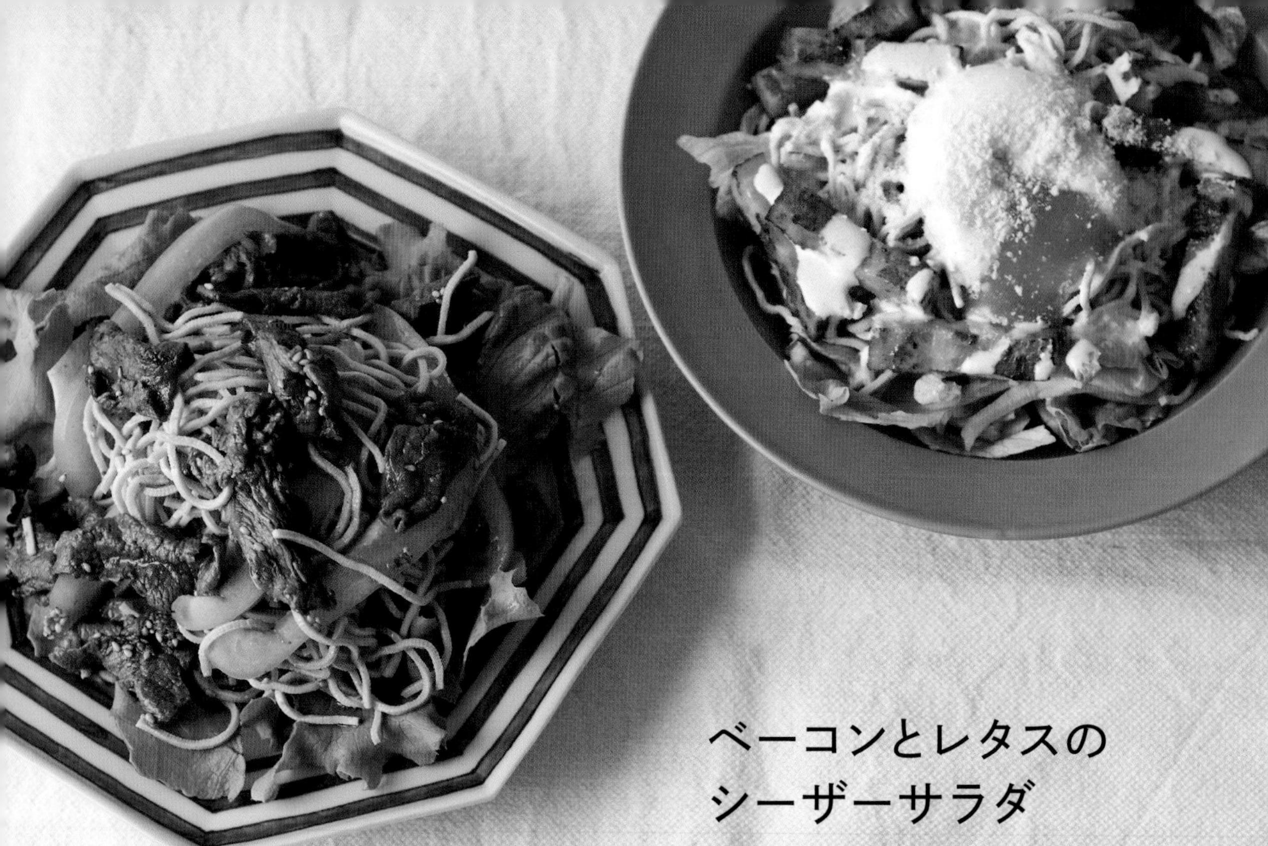

パプリカの焼き肉サラダ

牛肉は少なめでも、豆腐干でたんぱく質を強化。黒酢の風味で、野菜がもりもり食べられます。

材料（2人分）

豆腐干（短・熱湯で5分ゆで、もみ洗いして水けを絞る）… 1袋（100g）
牛切り落とし肉（ひと口大に切る）… 100g
パプリカ（黄・縦5㎜幅に切る）… ½個
グリーンカール（食べやすくちぎり、水にさらして水けをきる）… 2枚
A
- 黒酢（p24参照）… 大さじ1½
- しょうゆ … 大さじ1
- 白いりごま … 大さじ½
- ごま油 … 小さじ2
- 砂糖 … 小さじ½

サラダ油 … 小さじ1

作り方

1 フライパンにサラダ油を熱し、牛肉に塩、こしょう各少々（分量外）をふって中火でこんがり炒める。

2 ボウルに**A**を入れて混ぜ、**1**、豆腐干、パプリカを加えてあえ、器に盛ったグリーンカールにのせる。

ベーコンとレタスのシーザーサラダ

ブロックベーコンと温玉で、主役級サラダに。マヨネーズは半量をプレーンヨーグルトにしても。

材料（2人分）

豆腐干（短・熱湯で5分ゆで、もみ洗いして水けを絞る）… 1袋（100g）
ベーコン（ブロック・1㎝角の棒状に切る）… 60g
レタス（食べやすくちぎり、水にさらして水けをきる）… 1枚
市販の温泉卵 … 1個
A
- マヨネーズ … 大さじ3
- 牛乳 … 大さじ½
- 粉チーズ … 小さじ2
- にんにく（すりおろす）、塩、こしょう … 各少々

オリーブ油 … 小さじ1
粉チーズ … 適量

作り方

1 フライパンにオリーブ油を熱し、ベーコンを中火でこんがり炒める。

2 器にレタス、豆腐干、**1**、温泉卵の順に盛り、混ぜた**A**、粉チーズをかける。

第2章

やっぱり麺とごはん

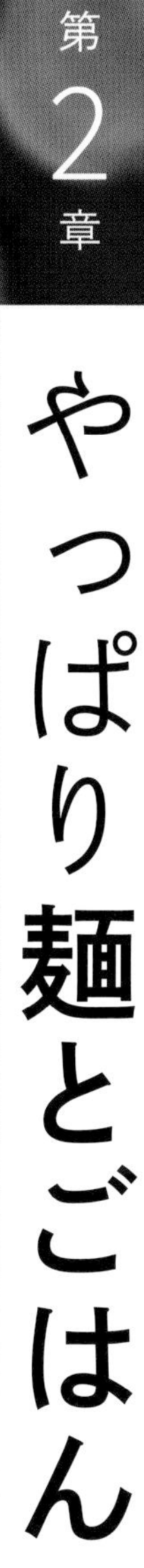

あえ麺、焼きそば、ラーメン、パスタ…
どれもおいしいけれど、
麺ものは1人分の糖質量50〜70gと、高糖質でダイエットの大敵。
でも豆腐干に置き換えれば、1人分の糖質量はわずか1.8g！
めんつゆでうどんにしてもいいし、麺と違ってのびないのもうれしい。
細かく刻めばごはんがわりにもなり、チャーハンにぴったり。
カレーやトマト煮込みをかけて食べるのも
おすすめですよ。

チャーシューとザーサイのあえ麺

ザーサイのうまみと甘辛いチャーシューで、食べごたえ十分。
もやしでかさ増しして豆腐干を減らすと、さらにヘルシーに。

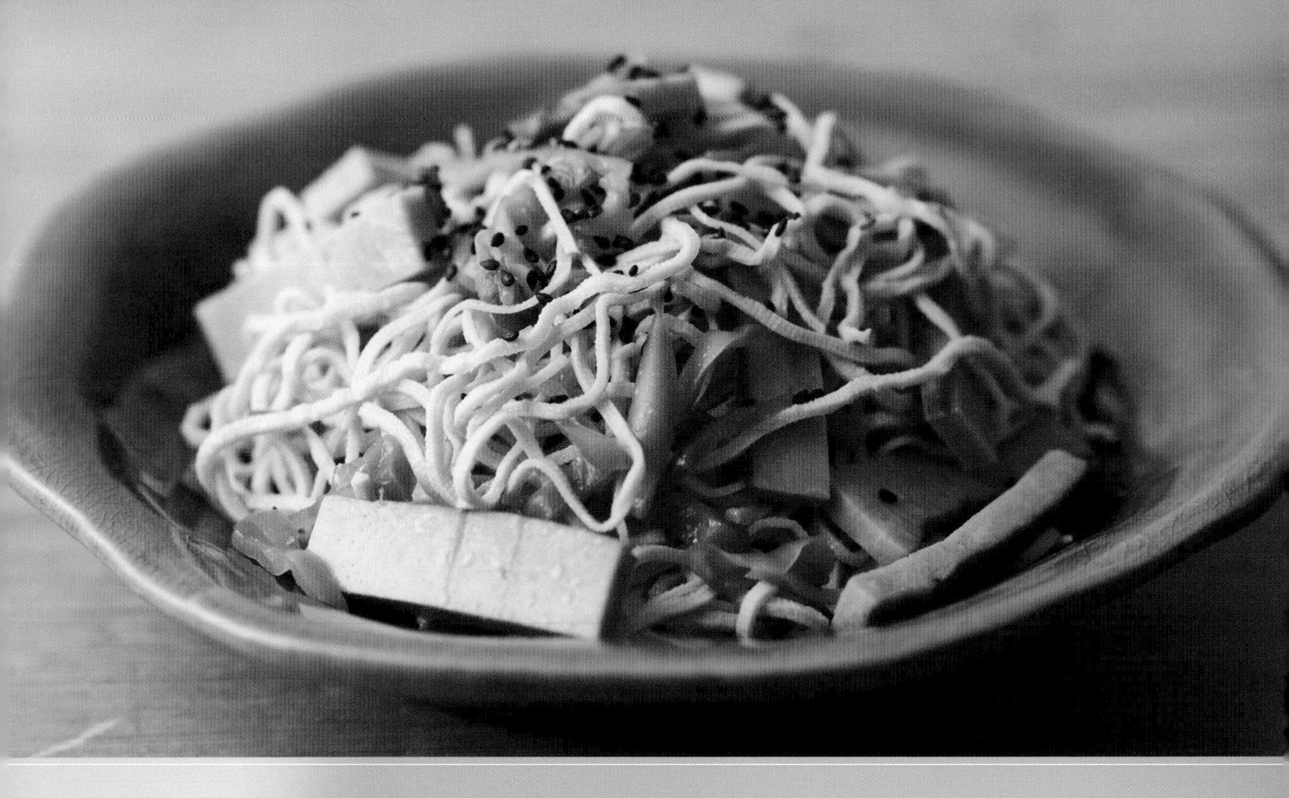

桜えびとパクチーのねぎ塩あえ麺

豆腐干はねぎ塩だれと先にあえ、味をしっかりからめるのがコツ。
桜えび+パクチーでアジア風。ハムやしらすにかえて作っても。

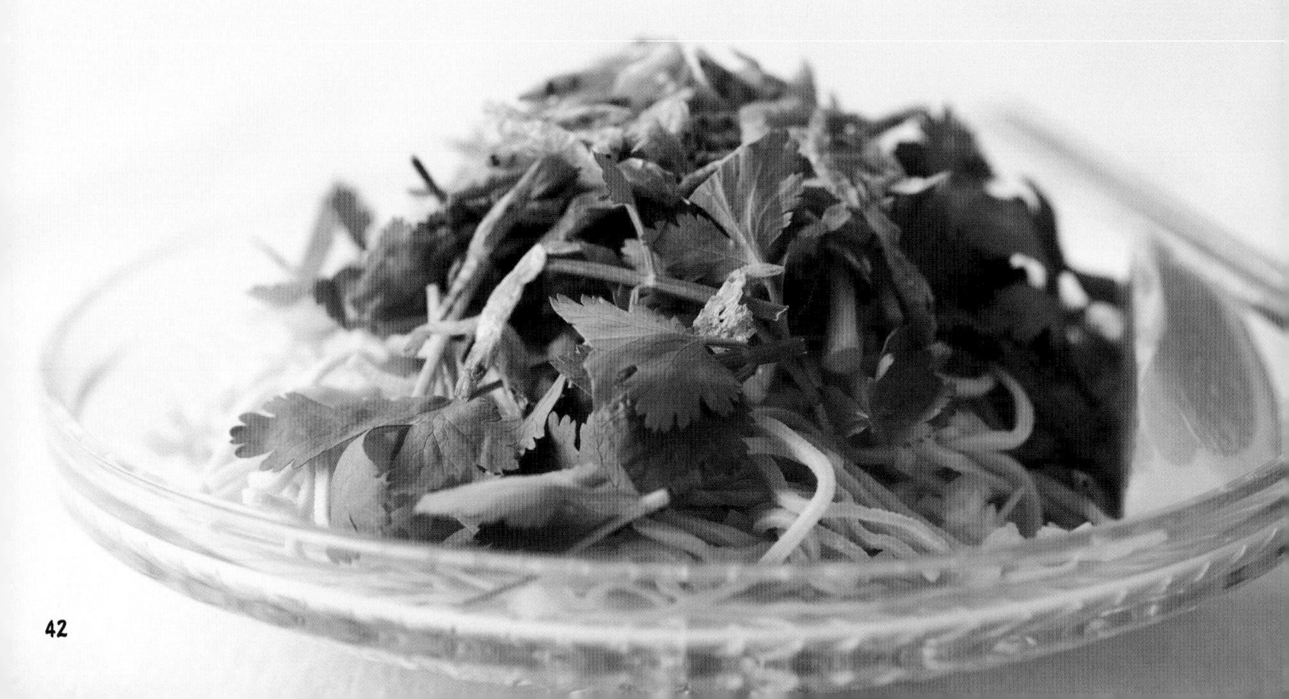

ハムと万能ねぎのオイスターあえ麺

**万能ねぎは小口切りでたっぷり加え、香りを全体にからませて。
オイスターソースのコクに、黒こしょうがキリッと引きしめ役です。**

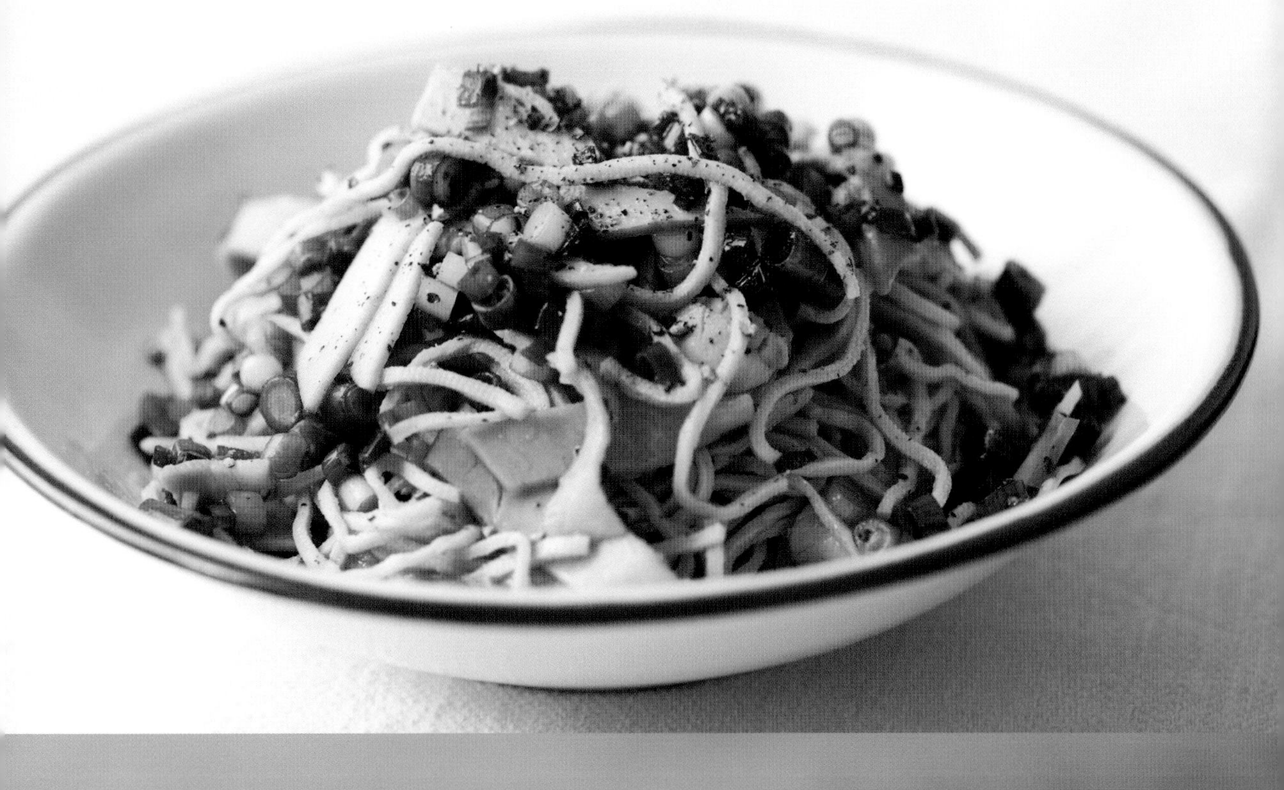

ツナとにんじんの黒酢あえ麺

**冷やし中華風のひと皿は、甘めで濃厚な黒酢だれが魅力。
野菜はたたいた長いも、ゆでたオクラ、パプリカでも合います。**

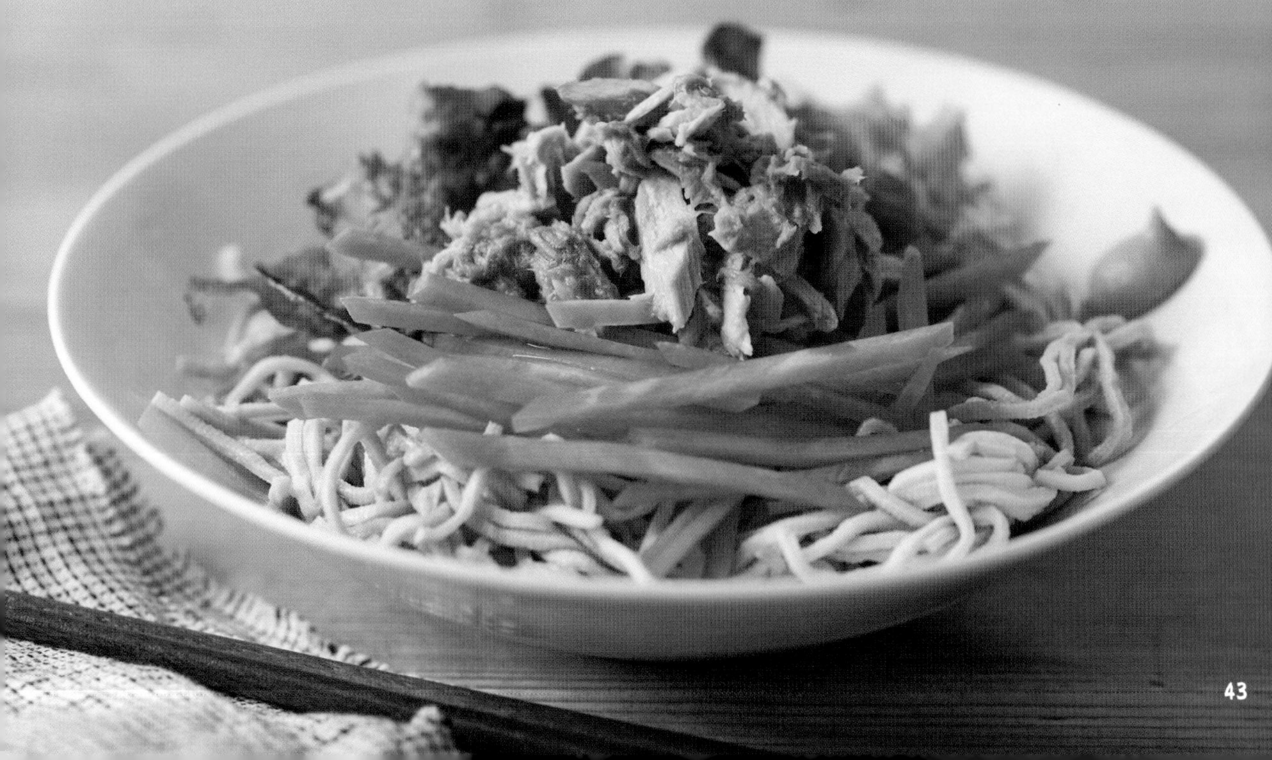

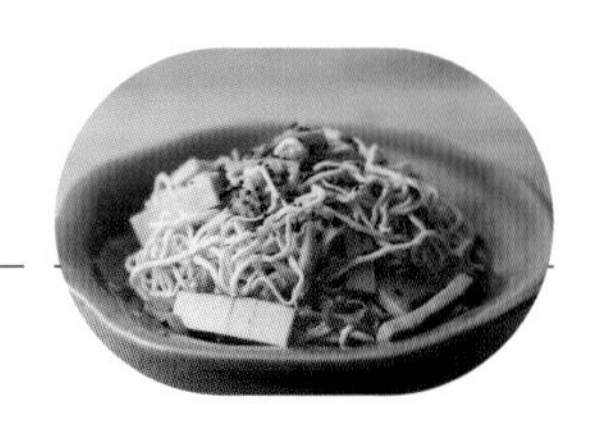

チャーシューとザーサイのあえ麺

材料（2人分）

豆腐干（長・熱湯1ℓに塩小さじ2を加えて
　5分ゆで、湯をきる）… 2袋（200g）
市販のチャーシュー（5cm長さの短冊切り）… 100g
味つきザーサイ（びん詰・細切り）… 約1/3びん（30g）
A ごま油 … 大さじ1
　しょうゆ … 小さじ2
　砂糖 … 小さじ1/2
黒いりごま … 適量

作り方

1 ボウルにAを入れて混ぜ、豆腐干、チャーシュー、ザーサイを加えてあえる。器に盛り、ごまをふる。

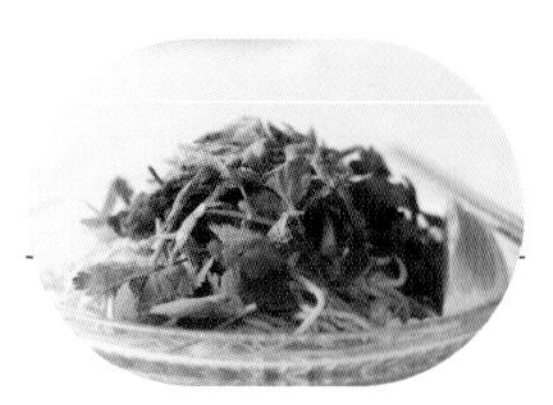

桜えびとパクチーのねぎ塩あえ麺

材料（2人分）

豆腐干（長・熱湯1ℓに塩小さじ2を加えて
　5分ゆで、湯をきる）… 2袋（200g）
A 長ねぎ（粗みじん切り）… 1/2本
　ごま油 … 大さじ1 1/2
　レモン汁 … 大さじ1
　塩 … 小さじ1/3
　こしょう … 少々
桜えび … 大さじ3
パクチー（ざく切り）… 2株（30g）
レモン（くし形切り）… 2切れ

作り方

1 ボウルにAを入れて混ぜ、豆腐干を加えてあえ、器に盛ってパクチー、桜えびの順にのせ、レモンを添える。レモンを絞り、全体にあえて食べる。

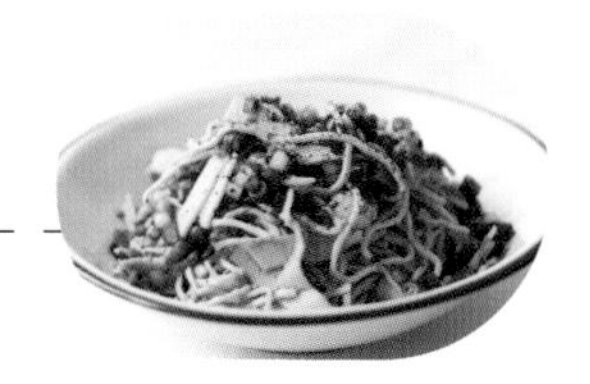

ハムと万能ねぎのオイスターあえ麺

材料（2人分）

豆腐干（長・熱湯1ℓに塩小さじ2を加えて
5分ゆで、湯をきる）… 2袋（200g）
ロースハム（半分に切り、1cm幅に切る）… 3枚
万能ねぎ（小口切り）… 10本
A｜オイスターソース、ごま油 … 各大さじ1
｜粗びき黒こしょう … 少々

作り方

1 ボウルにAを入れて混ぜ、残りの材料を加えてあえる。器に盛り、粗びき黒こしょう少々（分量外）をふる。

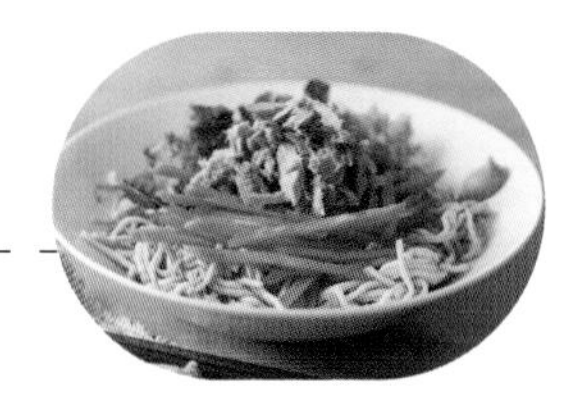

ツナとにんじんの黒酢あえ麺

材料（2人分）

豆腐干（長・熱湯1ℓに塩小さじ2を加えて
5分ゆで、湯をきる）… 2袋（200g）
ツナ缶（水煮・汁けをきる）… 小1缶（70g）
にんじん（斜め薄切りにし、細切り）… 1/4本
サニーレタス（食べやすくちぎり、
水にさらして水けをきる）… 2枚
A｜黒酢（p24参照） … 大さじ1 1/2
｜しょうゆ、ごま油 … 各大さじ1
｜砂糖 … 小さじ1
練りがらし … 適量

作り方

1 器に豆腐干を盛り、にんじんとサニーレタス、ツナの順にのせ、混ぜたAをかけてからしを添える。全体にあえて食べる。

ビビン麺

コチュジャン入りピリ辛だれで豆腐干をあえ、麺だけでもおいしく。
キムチとダブルの辛みで味にパンチを。ささみをのせても合います。

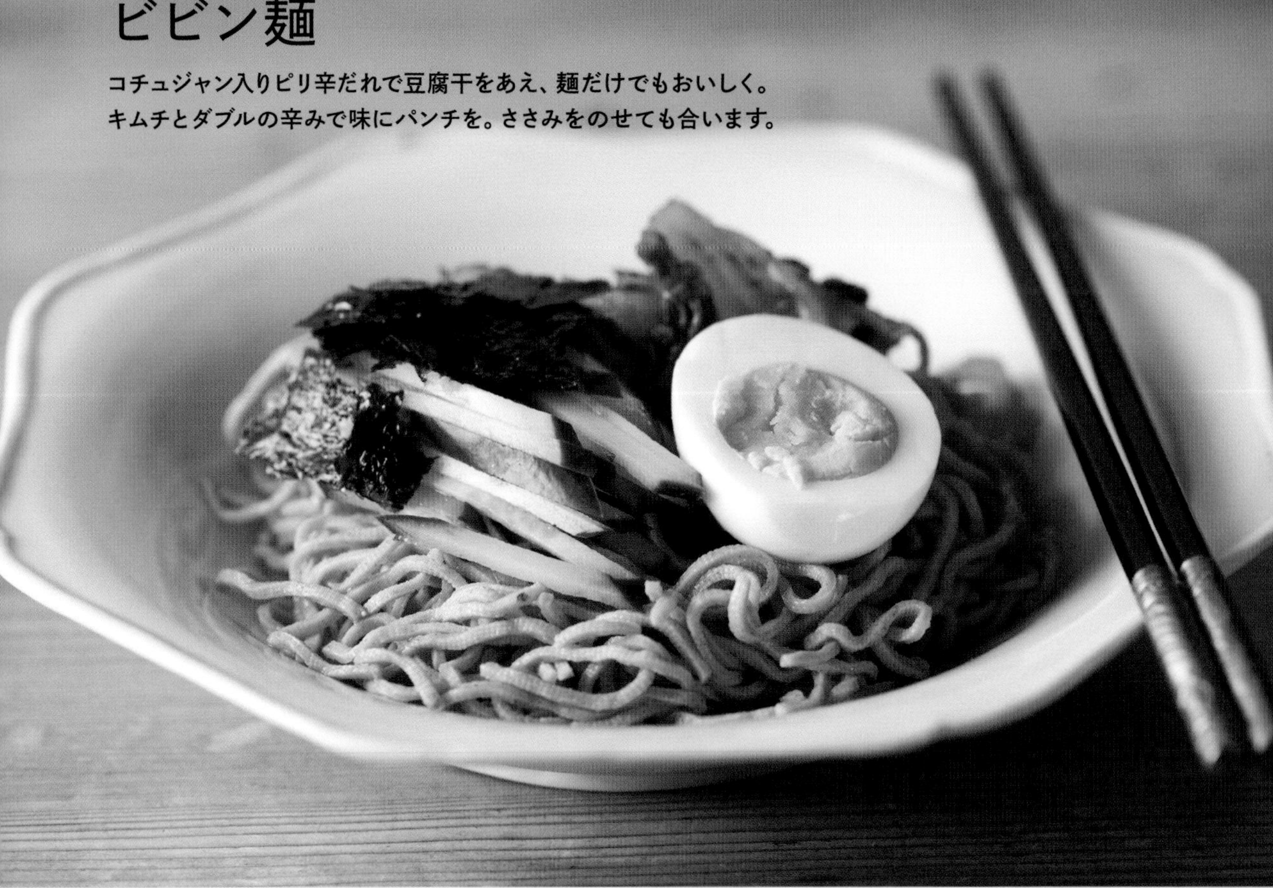

豚しゃぶのエスニックあえ麺

カリカリに炒めたにんにくとピーナッツ、桜えびの香ばしさが絶品。
豚肉は、もも肉でカロリーダウンしても。全体をよく混ぜてどうぞ。

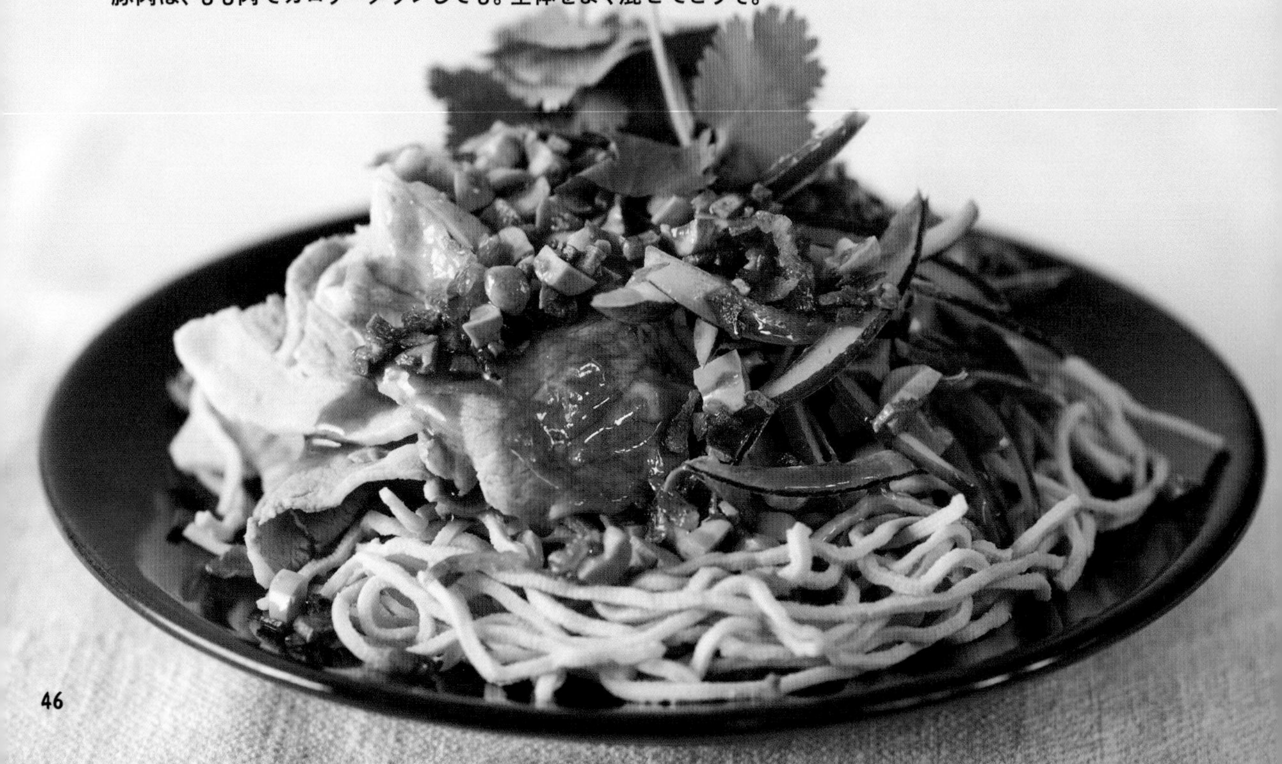

post card

れいりますが
切手を
貼りください

104-8357

東京都中央区京橋3-5-7
（株）主婦と生活社　料理編集

「豆腐干でやせおかず100」係行

ご住所 〒　　　-　　　　　お電話　　　（　　　）

お名前（フリガナ）　　　　　男・女　　年齢　　　歳

ご職業　1.主婦　2.会社員　3.自営業　4.学生　5.その他（　　　）

未婚・既婚（　　）年　　家族構成（年齢）

「豆腐干でやせおかず100」はいかがでしたか？
今後の企画の参考にさせていただくため、アンケートにご協力ください。

＊お答えいただいた方、先着1000名の中から抽選で20名様に、小社刊行物（料理本）をプレゼントいたします（刊行物の指定はできませんので、ご了承ください）。
当選者の発表は、商品の発送をもってかえさせていただきます。

Q1 この本を購入された理由は何ですか？

（　　　　　）

Q2 この本の中で「作りたい」と思った料理を3つお書きください。

（　　　　　）ページの（　　　　　）

（　　　　　）ページの（　　　　　）

（　　　　　）ページの（　　　　　）

Q3 この本の表紙・内容・ページ数・価格のバランスはいかがですか？

（　　　　　）

Q4 あなたが好きな料理研究家と、その理由を教えてください。

（　　　　　）

Q5 この本についてのご意見、ご感想をお聞かせください。

（　　　　　）

＊ご協力ありがとうございました

汁なし担々麺

テンメンジャンでコクを、花椒（ホアジャオ）で辛みを加えた本格レシピ。
豚ひきは脂をふいてカロリーオフ。ラー油でピリ辛に仕上げます。

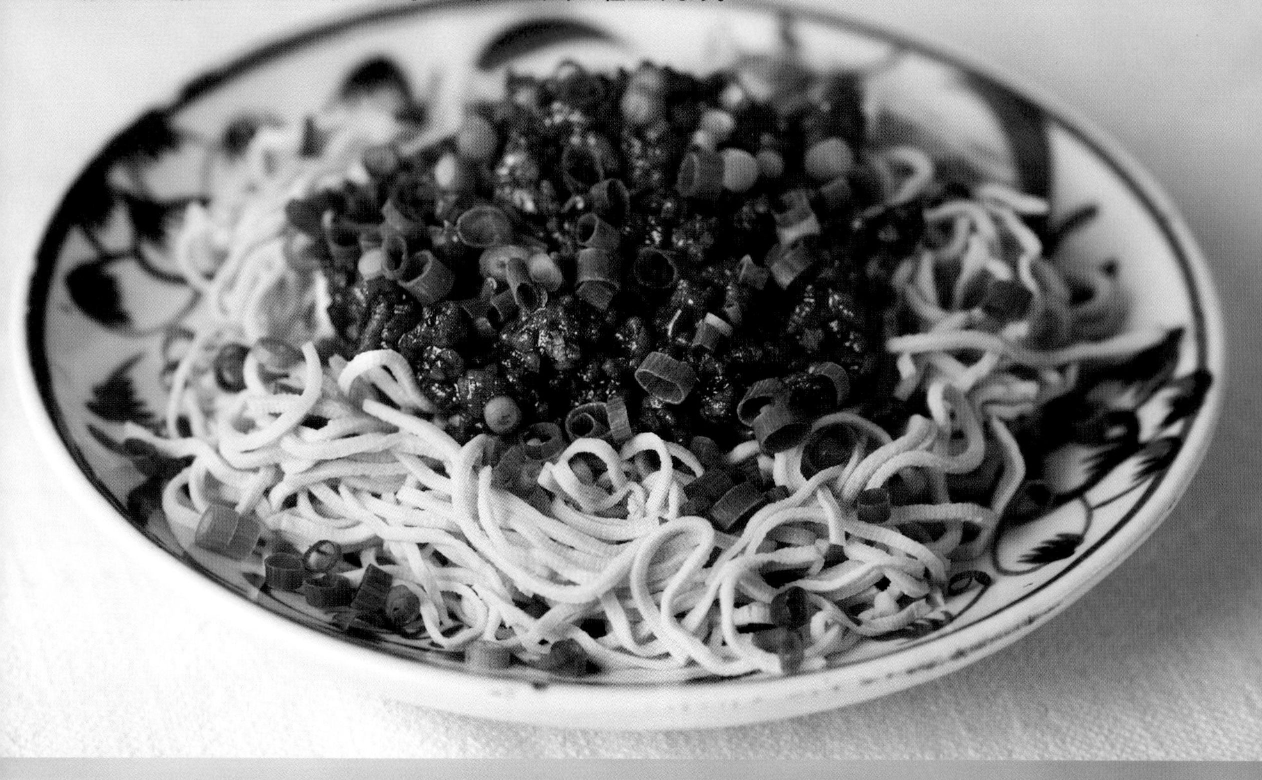

台湾まぜそば

名古屋発祥のまぜそばに、五香粉（ウーシャンフェン）を加えてより台湾風にしました。
にらは細かく切ってたっぷりと。卵黄をからめてコク深い味です。

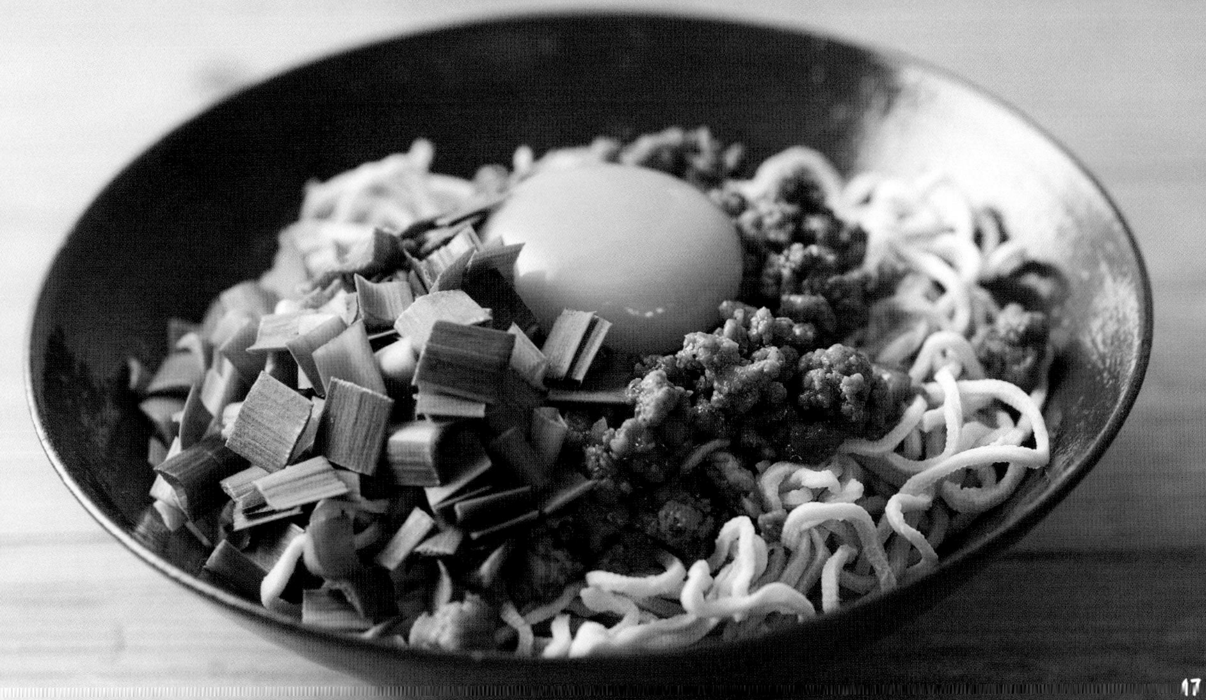

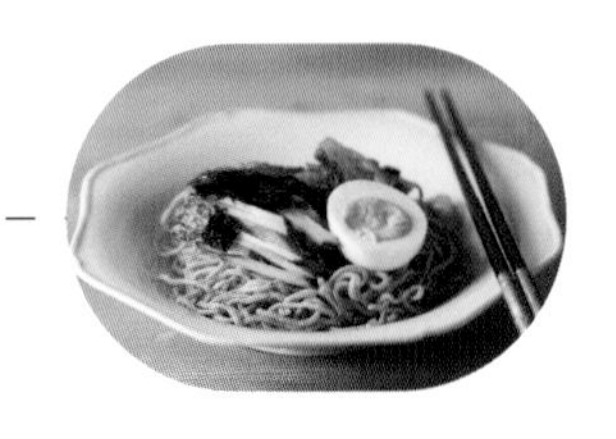

ビビン麺

材料（2人分）

豆腐干（長・熱湯1ℓに塩小さじ2を加えて5分ゆで、湯をきる）… 2袋（200g）

A | コチュジャン … 大さじ1½
　| 酢、ごま油 … 各大さじ1
　| しょうゆ、砂糖 … 各大さじ½

きゅうり（斜め薄切りにし、細切り）… ½本
白菜キムチ … ¼カップ（50g）
ゆで卵（縦半分に切る）… 1個
韓国のり（ちぎる）… 小3枚

作り方

1 ボウルにAを入れて混ぜ、豆腐干を加えてあえ、器に盛ってきゅうり、キムチ、ゆで卵、韓国のりをのせる。全体にあえて食べる。

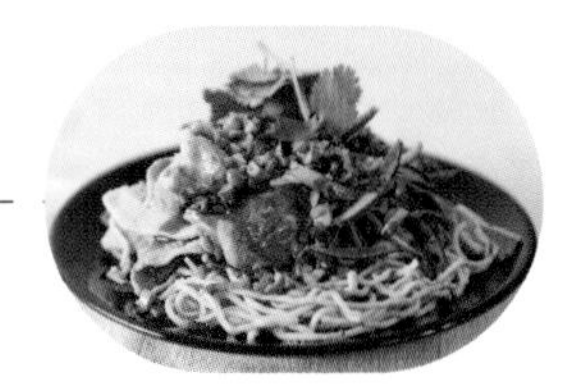

豚しゃぶのエスニックあえ麺

材料（2人分）

豆腐干（長）… 2袋（200g）

| 豚肩ロース薄切り肉（しゃぶしゃぶ用）… 100g
| 酒 … 大さじ1

紫玉ねぎ（薄切り）… ¼個
パクチー（ざく切り）… 1株（15g）

A | にんにく（みじん切り）… 1かけ
　| ピーナッツ（粗く刻む）… 大さじ3
　| 桜えび（粗く刻む）… 大さじ2

B | オイスターソース … 大さじ1
　| レモン汁 … 小さじ2
　| 砂糖 … 小さじ½

ごま油 … 大さじ1½

作り方

1 豆腐干は熱湯1ℓに塩小さじ2（分量外）を加えて5分ゆで、ざるに上げ、同じ湯に酒を加えて豚肉を弱火で色が変わるまでゆで、湯をきる。

2 フライパンにごま油を熱し、Aを中火で香りが出るまで炒める。器に豆腐干、豚肉、紫玉ねぎの順に盛り、炒めたAと混ぜたBをかけ、パクチーをのせ、全体にあえて食べる。

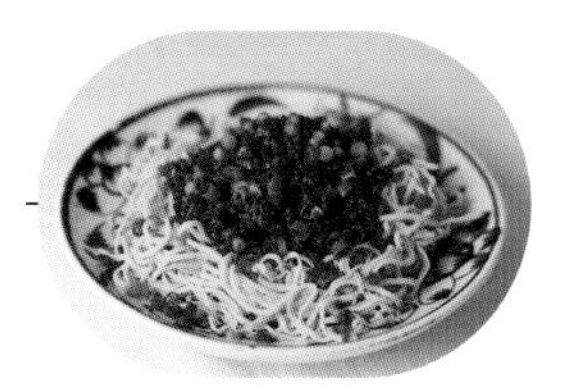

汁なし担々麺

材料（2人分）

豆腐干（長・熱湯1ℓに塩小さじ2を加えて5分ゆで、湯をきる）… 2袋（200g）
豚ひき肉 … 150g
A
- にんにく、しょうが（ともにみじん切り）… 各1かけ
- 豆板醤 … 小さじ¼

B
- テンメンジャン … 大さじ2
- 酒 … 大さじ1
- しょうゆ、白すりごま … 各小さじ2
- 砂糖 … 小さじ1
- 花椒（ホアジャオ）… 小さじ¼

サラダ油 … 大さじ½
万能ねぎ（小口切り）、ラー油 … 各適量

作り方

1 フライパンにサラダ油、Aを入れて弱火にかけ、香りが出たらひき肉を中火で炒め、色が変わってパラパラになったら余分な脂をペーパーでふき、混ぜたBをからめる。

2 器に豆腐干、1、万能ねぎの順に盛り、ラー油をかけ、全体にあえて食べる。

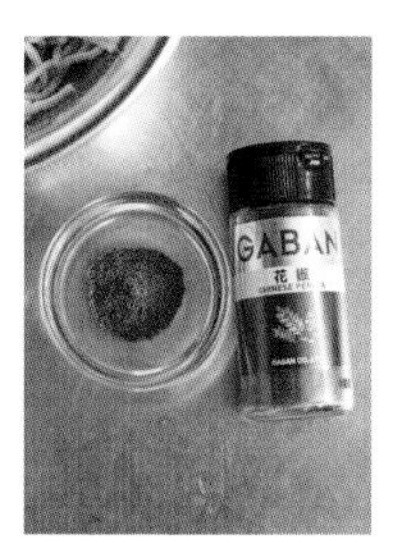

花椒（ホアジャオ）は中国の山椒で、日本のものより辛みと香りが強い。麻婆豆腐やオイスターソース炒めにかけたり、酢じょうゆに加えてあえものに使ってもよく合う。

台湾まぜそば

材料（2人分）

豆腐干（長・熱湯1ℓに塩小さじ2を加えて5分ゆで、湯をきる）… 2袋（200g）
豚ひき肉 … 150g
卵黄 … 2個分
にら（1cm幅に切る）… ¼束（25g）
にんにく（みじん切り）… 1かけ
A
- オイスターソース、酒 … 各大さじ1
- しょうゆ … 大さじ½
- 五香粉（ウーシャンフェン）… 小さじ¼

サラダ油 … 大さじ½

作り方

1 フライパンにサラダ油、にんにくを入れて弱火にかけ、香りが出たらひき肉を中火で炒め、色が変わってパラパラになったら余分な脂をペーパーでふき、Aをからめる。

2 器に豆腐干、1、にら、卵黄の順に盛り、全体にあえて食べる。

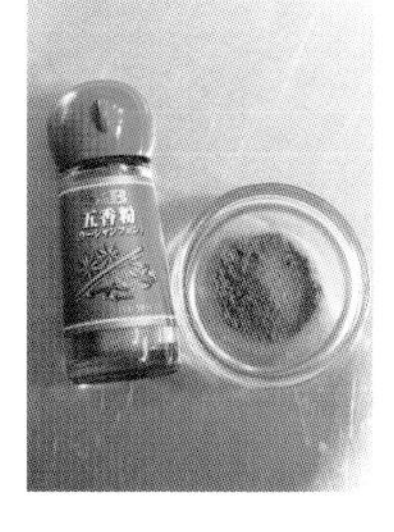

五香粉（ウーシャンフェン）は八角、花椒（ホアジャオ）、シナモンなどを混ぜた中国のミックススパイス。甘辛味の炒めもの、豚肉の煮もの、ミートボールに加えてもおいしい。

豚肉とチンゲンサイのカレー焼きそば

人気のカレー焼きそばは、しょうゆが隠し味。野菜はいんげん、アスパラ、きのこにかえても。

材料（2人分）

豆腐干（長・熱湯1ℓに塩小さじ2を加えて5分ゆで、湯をきる）… 2袋（200g）
豚こま切れ肉（ひと口大に切る）… 120g
チンゲンサイ（長さを3等分に切り、茎は縦6等分に切る）… 2株
A｜しょうゆ、酒 … 各小さじ2
　｜カレー粉 … 小さじ1
サラダ油 … 大さじ½

作り方

1 フライパンにサラダ油を熱し、豚肉に塩、こしょう各少々（分量外）をふって中火で炒め、色が変わったらチンゲンサイを加えてさっと炒め、豆腐干、Aを加えてほぐれるまで炒める。

豚キムチ焼きそば

豆腐干は炒めすぎずに、ほぐれたらもう完成。キムチで味が決まるから、調味料はシンプルです。

材料（2人分）

豆腐干（長・熱湯1ℓに塩小さじ2を加えて5分ゆで、湯をきる）… 2袋（200g）
豚バラ薄切り肉（4㎝幅に切る）… 6枚（120g）
白菜キムチ（ざく切り）… ½カップ（100g）
ピーマン（乱切り）… 3個
A｜酒 … 大さじ1
　｜しょうゆ … 小さじ1
ごま油 … 大さじ½

作り方

1 フライパンにごま油を熱し、豚肉に塩、こしょう各少々（分量外）をふって中火で炒め、色が変わったら余分な脂をペーパーでふき、キムチ、ピーマンを加えてさっと炒める。

2 豆腐干、Aを加え、ほぐれるまで炒める。

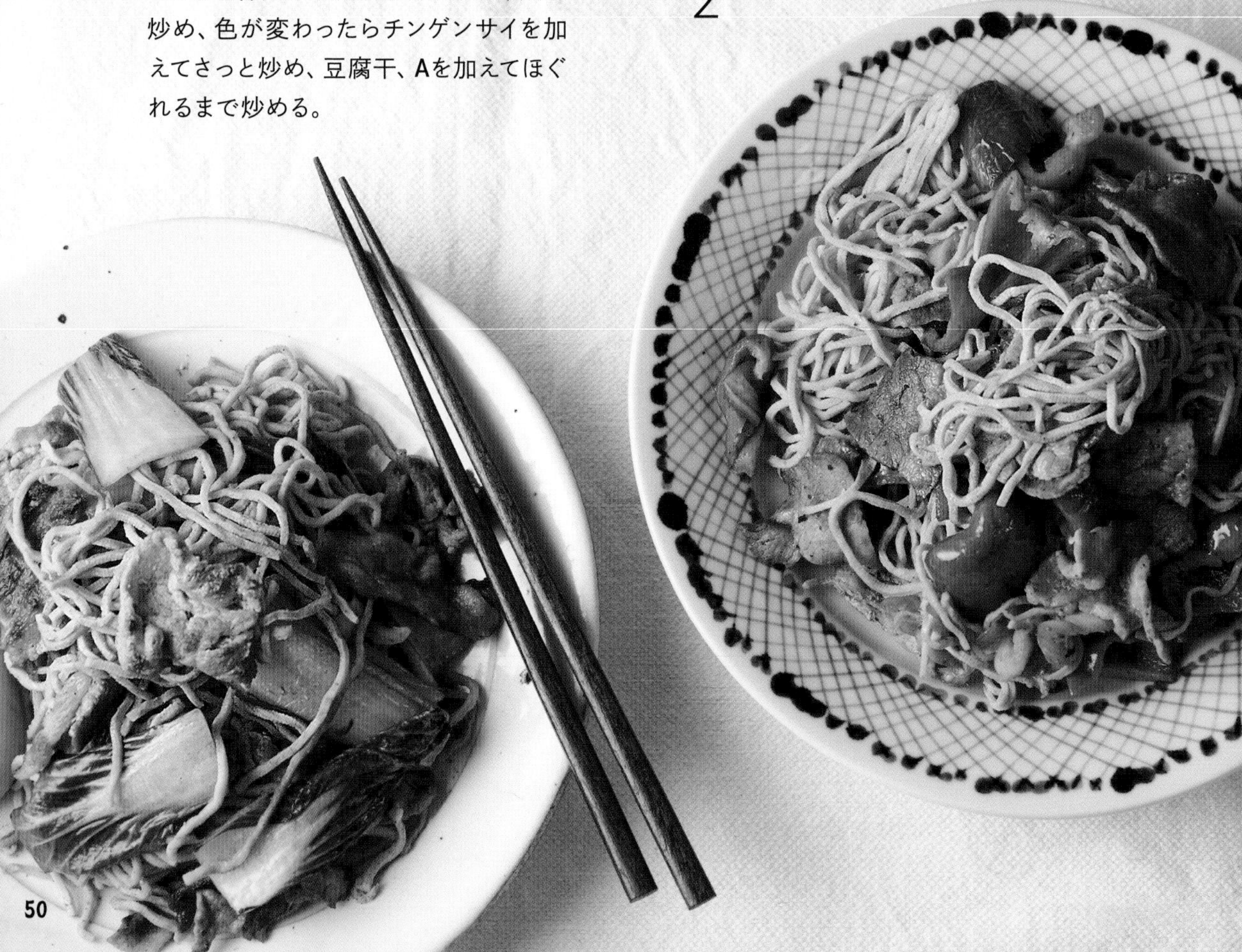

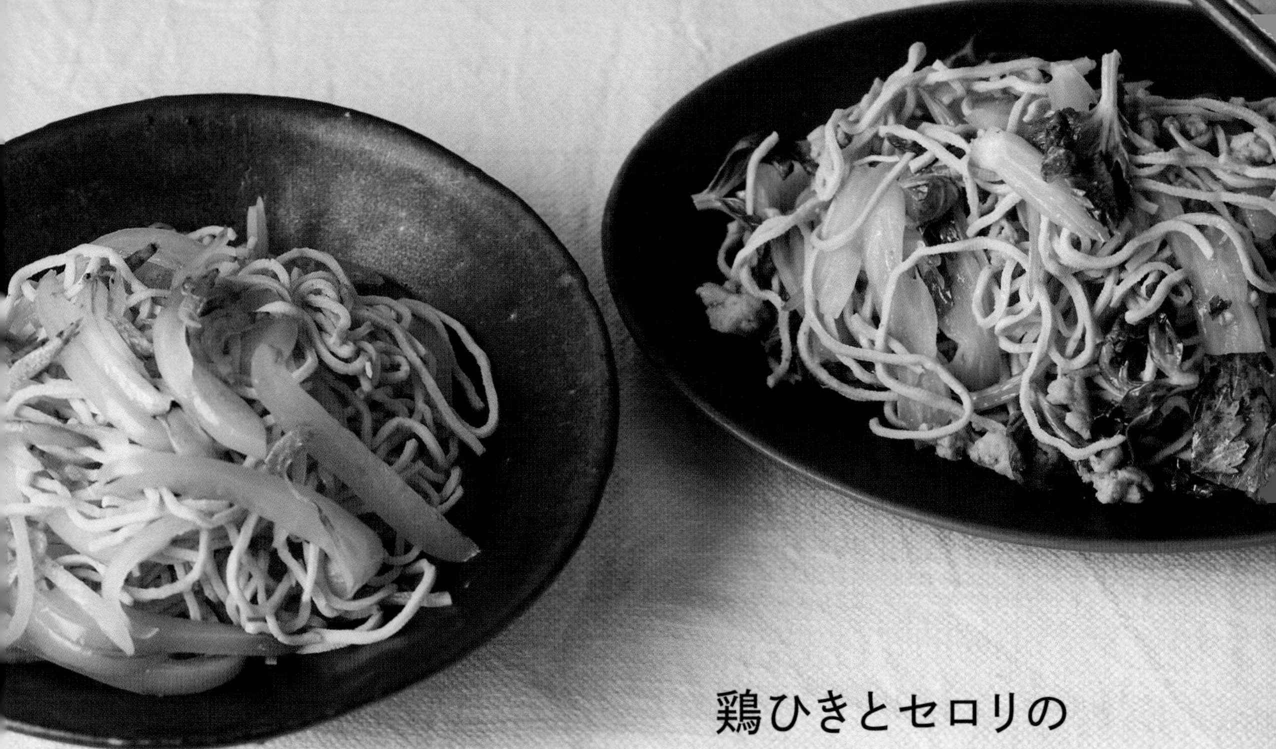

桜えびとパプリカの焼きビーフン

**米粉で作られているビーフンも、
豆腐干にかえれば、ぐっと低糖質に。
にら、もやしでボリュームを出しても。**

材料（2人分）

豆腐干（長・熱湯1ℓに塩小さじ2を加えて
　5分ゆで、湯をきる）… 2袋（200g）
桜えび … 大さじ2
パプリカ（黄・縦5mm幅に切る）… ½個
玉ねぎ（薄切り）… ½個
A｜酒 … 大さじ1
　｜鶏ガラスープの素 … 小さじ1
　｜塩 … 小さじ¼
　｜こしょう … 少々
サラダ油 … 大さじ½

作り方

1　フライパンにサラダ油を熱し、桜えび、パプリカ、玉ねぎを中火で炒め、しんなりしたら豆腐干、Aを加えてほぐれるまで炒める。

鶏ひきとセロリのゆずこしょう焼きそば

**ジューシーな鶏ひき肉に、
ピリリとゆずこしょうがアクセント。
豆苗で作っても合います。**

材料（2人分）

豆腐干（長・熱湯1ℓに塩小さじ2を加えて
　5分ゆで、湯をきる）… 2袋（200g）
鶏ひき肉（むね）… 120g
セロリ（茎は斜め薄切り、葉はざく切り）… 1本
A｜しょうゆ、酒 … 各小さじ2
　｜ゆずこしょう … 小さじ½
サラダ油 … 大さじ½

作り方

1　フライパンにサラダ油を熱し、ひき肉を中火で炒め、色が変わってパラパラになったらセロリの茎を加えてしんなりするまで炒め、豆腐干、セロリの葉、混ぜたAを加えてほぐれるまで炒める。

むきえびとにらの ガーリック焼きそば

にら+にんにくでスタミナ満点の焼きそばは、うま塩味で箸がとまらないおいしさ。小松菜やチンゲンサイで作っても。

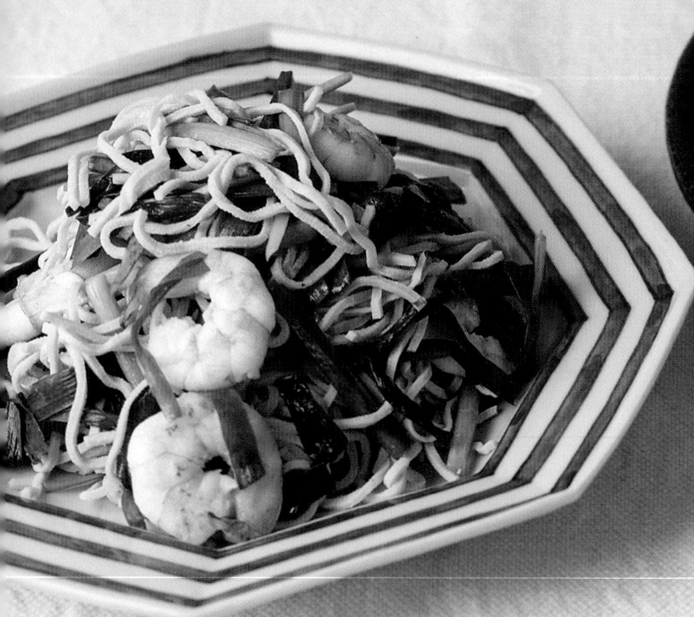

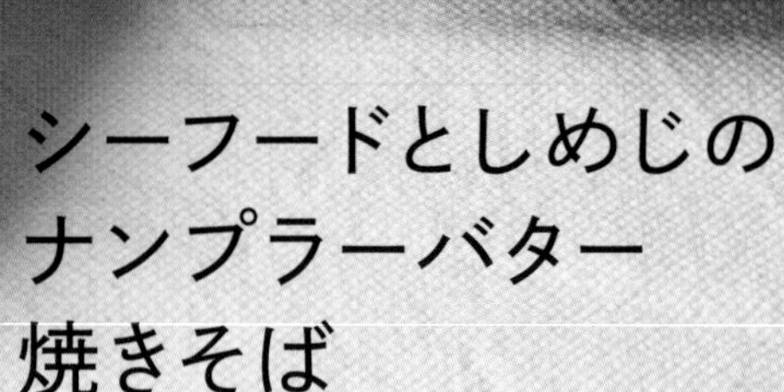

材料 (2人分)

豆腐干 (長・熱湯1ℓに塩小さじ2を加えて5分ゆで、湯をきる) … 2袋 (200g)

- むきえび (片栗粉をまぶしてもみ洗いし、水けをふく) … 12尾 (120g)
- 片栗粉 … 少々

にら (5cm幅に切る) … 1束 (100g)

にんにく (みじん切り) … 1かけ

A
- 酒 … 大さじ1
- 鶏ガラスープの素 … 小さじ1
- 塩 … 小さじ¼
- こしょう … 少々

サラダ油 … 大さじ½

作り方

1 フライパンにサラダ油、にんにくを入れて弱火にかけ、香りが出たらえびを中火で炒め、色が変わったらにらを加えてしんなりするまで炒め、豆腐干、Aを加えてほぐれるまで炒める。

シーフードとしめじの ナンプラーバター 焼きそば

お気に入りのバター+ナンプラー味を焼きそばに。魚介のうまみがたっぷり。きのこは、お好みのものでどうぞ。

材料 (2人分)

豆腐干 (長・熱湯1ℓに塩小さじ2を加えて5分ゆで、湯をきる) … 2袋 (200g)

冷凍シーフードミックス (解凍し、水けをふく) … 150g

しめじ (ほぐす) … 1パック (100g)

A
- 酒 … 大さじ1
- ナンプラー … 大さじ½

バター … 10g

作り方

1 フライパンにバターを溶かし、シーフードミックスを中火で炒め、色が変わったらしめじを加えてさっと炒め、豆腐干、Aを加えてほぐれるまで炒める。

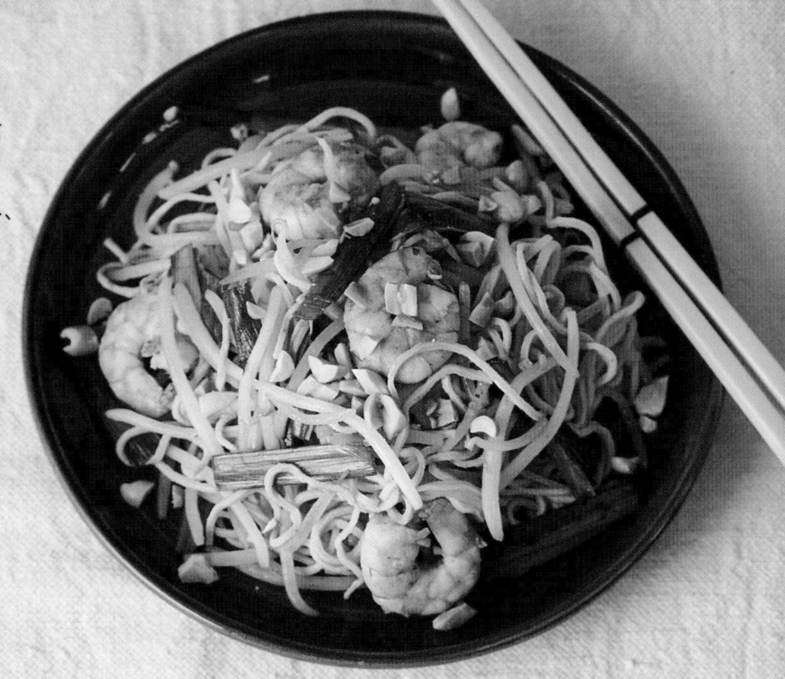

えびともやしのパッタイ

麺がわりの豆腐干なら、罪悪感はゼロ。
チリソース+ナンプラーで、本格的なパッタイに。
どっさりのもやしでボリュームも満点です。

材料（2人分）

豆腐干（長・熱湯1ℓに塩小さじ2を加えて5分ゆで、湯をきる）… 2袋（200g）
むきえび（片栗粉をまぶしてもみ洗いし、水けをふく）… 10尾（100g）
片栗粉 … 少々
もやし … 1袋（200g）
にら（5cm幅に切る）… ⅓束（30g）
A スイートチリソース … 大さじ2
A ナンプラー … 大さじ½
サラダ油 … 大さじ½
ピーナッツ（粗く刻む）… 大さじ3

作り方

1 フライパンにサラダ油を熱し、えびを中火で炒め、色が変わったらもやしを加えてさっと炒め、豆腐干、にら、Aを加えてほぐれるまで炒める。器に盛り、ピーナッツを散らす。

牛肉といんげんの五香粉（ウーシャンフェン）焼きそば

少なめの牛肉でも、オイスターソースのコクで食べごたえ十分。
牛肉は豚肉でもOK、赤身肉を選ぶとよりヘルシーです。

材料（2人分）

豆腐干（長・熱湯1ℓに塩小さじ2を加えて5分ゆで、湯をきる）… 2袋（200g）
牛切り落とし肉（ひと口大に切る）… 100g
いんげん（3cm幅の斜め切り）… 5本
玉ねぎ（薄切り）… ½個
A オイスターソース … 大さじ1⅓
A 酒 … 大さじ1
A 五香粉（ウーシャンフェン）（p49参照）… 小さじ¼
サラダ油 … 大さじ½

作り方

1 フライパンにサラダ油を熱し、牛肉に塩、こしょう各少々（分量外）をふって中火で炒め、色が変わったらいんげん、玉ねぎを加えてしんなりするまで炒め、豆腐干、Aを加えてほぐれるまで炒める。

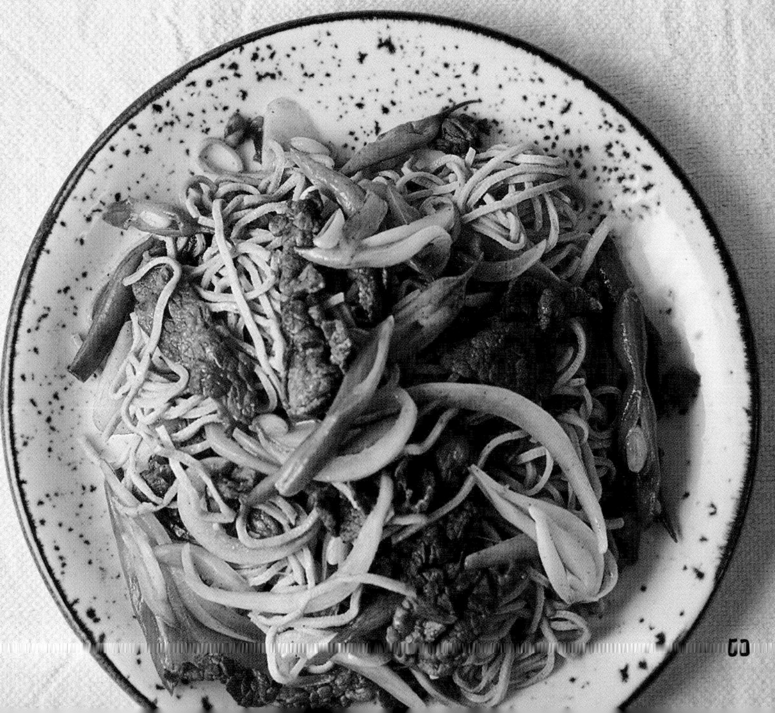

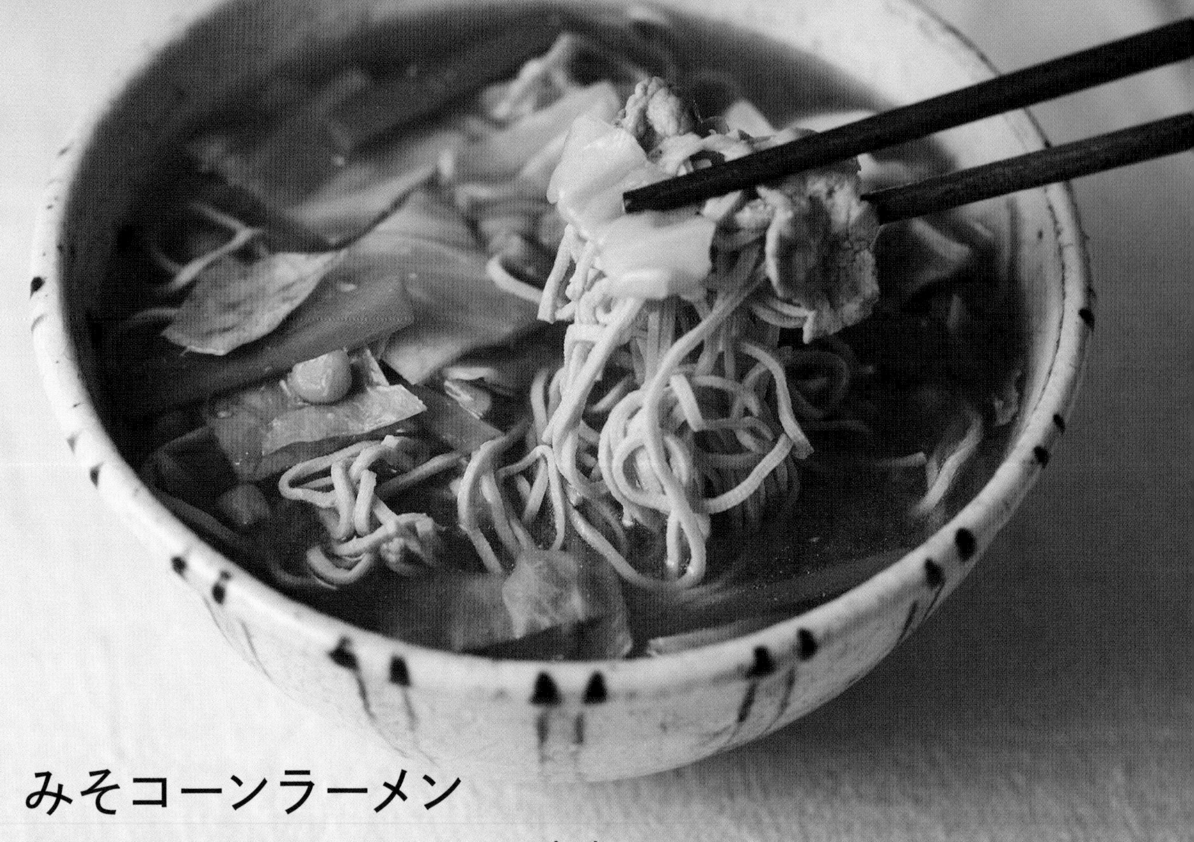

みそコーンラーメン

すりおろしにんにくが入って、パンチのあるみそスープです。
豆腐干を加えたら5分ほど煮ると、味がしみてぐっと美味に。

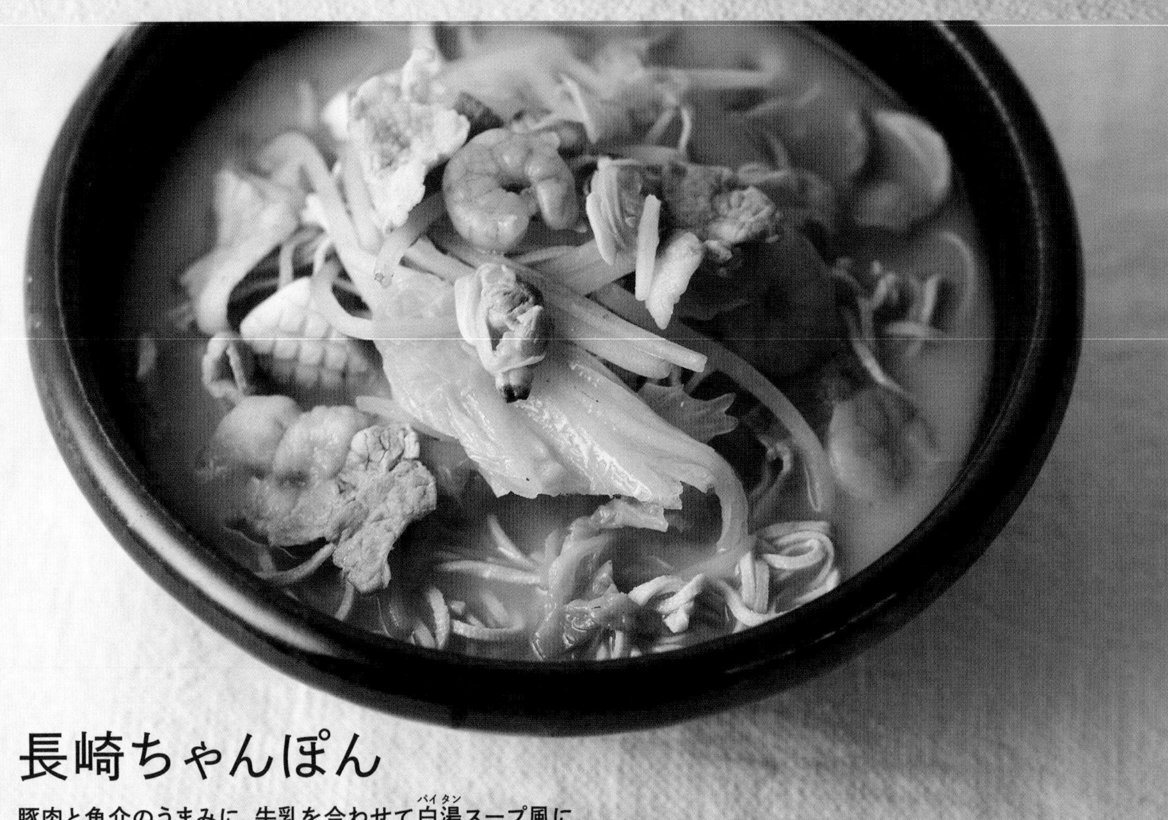

長崎ちゃんぽん

豚肉と魚介のうまみに、牛乳を合わせて白湯（パイタン）スープ風に。
かまぼこを加えてもマル。牛乳を豆乳にすると、よりヘルシーです。

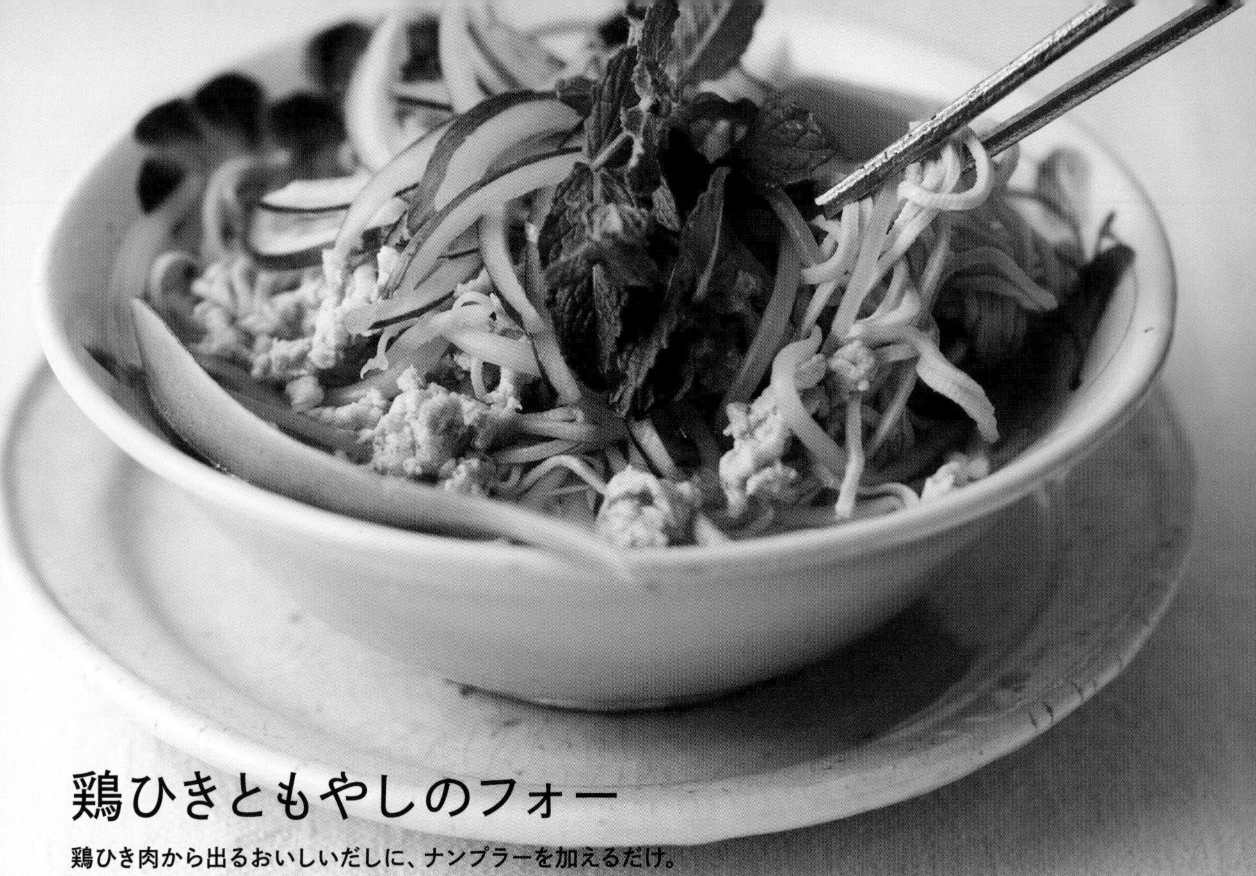

鶏ひきともやしのフォー

鶏ひき肉から出るおいしいだしに、ナンプラーを加えるだけ。
ささみや豚しゃぶ肉で作っても合います。パクチーをのせても。

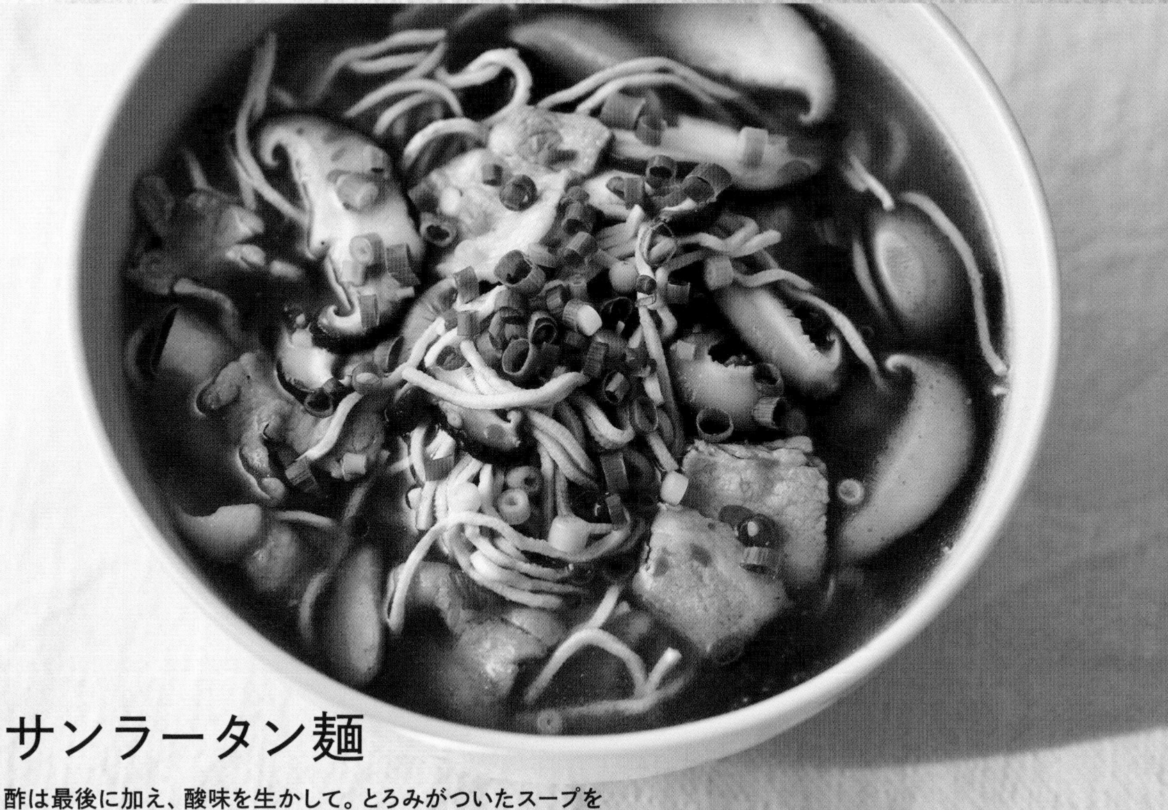

サンラータン麺

酢は最後に加え、酸味を生かして。とろみがついたスープを
飲み干せば、お腹も大満足。溶き卵を入れて栄養価を高めても。

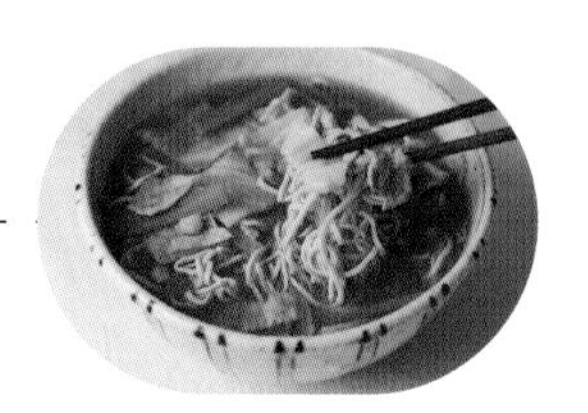

みそコーンラーメン

材料 (2人分)

豆腐干 (長・熱湯1ℓに塩小さじ2を加えて5分ゆで、湯をきる) … 2袋 (200g)
豚こま切れ肉 (ひと口大に切る) … 100g
キャベツ (4cm角に切る) … 3枚
にんじん (短冊切り) … 1/4本
コーン缶 (汁けをきる) … 小1缶 (65g)
A 水 … 4カップ
みそ … 大さじ3
酒 … 大さじ1
鶏ガラスープの素 … 小さじ1
にんにく (すりおろす) … 1かけ
サラダ油 … 大さじ1/2

作り方

1 鍋にサラダ油を熱し、豚肉に塩、こしょう各少々 (分量外) をふって中火で炒め、色が変わったらAを加えて煮立たせる。

2 キャベツ、にんじん、コーンを加え、再び煮立ったら弱火で5分煮、豆腐干を加えて5分煮る。

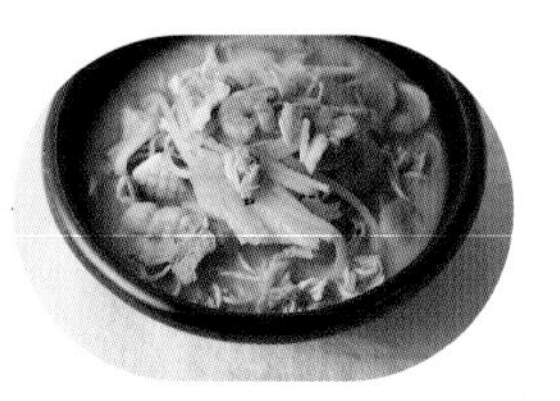

長崎ちゃんぽん

材料 (2人分)

豆腐干 (長・熱湯1ℓに塩小さじ2を加えて5分ゆで、湯をきる) … 2袋 (200g)
豚バラ薄切り肉 (4cm幅に切る) … 4枚 (80g)
冷凍シーフードミックス (解凍し、水けをふく) … 80g
白菜 (ひと口大のそぎ切り) … 2枚
もやし … 1/2袋 (100g)
牛乳 … 1/4カップ
A 水 … 3 1/2カップ
しょうゆ … 大さじ1 1/2
酒 … 大さじ1
鶏ガラスープの素 … 小さじ1
塩 … 小さじ1/3
こしょう … 少々
サラダ油 … 大さじ1/2

作り方

1 鍋にサラダ油を熱し、塩、こしょう各少々 (分量外) をふった豚肉、シーフードミックスを中火で炒め、肉の色が変わったら余分な脂をペーパーでふき、Aを加えて煮立たせる。

2 白菜、もやしを加え、再び煮立ったらふたをして弱火で7〜8分煮、牛乳、豆腐干を加え、ふたをとって5分煮る。

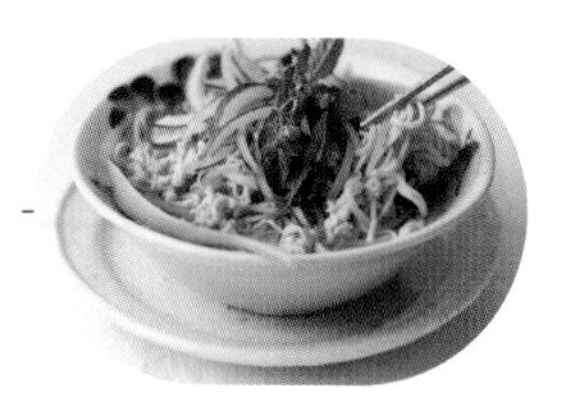

鶏ひきともやしのフォー

材料（2人分）

豆腐干（長・熱湯1ℓに塩小さじ2を加えて
5分ゆで、湯をきる）… 2袋（200g）
鶏ひき肉（むね）… 100g
もやし … 1袋（200g）
A | 水 … 4カップ
　| ナンプラー … 大さじ2½
　| 酒 … 大さじ1
紫玉ねぎ（薄切り）… ¼個
ミントの葉 … 適量
レモン（くし形切り）… 2切れ

作り方

1 鍋にAを入れて煮立たせ、ひき肉をほぐしながら中火で煮、色が変わったらアクをとり、もやしを加えてさっと煮る。豆腐干を加え、煮立ったら弱火で5分煮る。

2 器に盛って紫玉ねぎ、ミントをのせ、レモンを添えて絞って食べる。

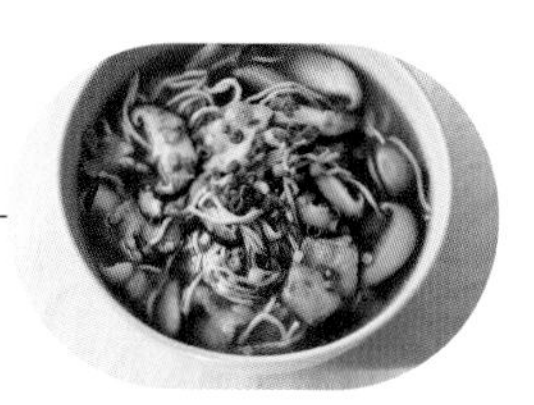

サンラータン麺

材料（2人分）

豆腐干（長・熱湯1ℓに塩小さじ2を加えて
5分ゆで、湯をきる）… 2袋（200g）
豚バラ薄切り肉（4㎝幅に切る）… 6枚（120g）
生しいたけ（5㎜幅に切る）… 5枚
A | 水 … 4カップ
　| しょうゆ … 大さじ2
　| 酒 … 大さじ1
　| 鶏ガラスープの素 … 小さじ1
　| こしょう … 少々
B | 片栗粉 … 大さじ1
　| 水 … 大さじ2
酢 … 大さじ2
サラダ油 … 大さじ½
ラー油、万能ねぎ（小口切り）… 各適量

作り方

1 鍋にサラダ油を熱し、豚肉に塩、こしょう各少々（分量外）をふって中火で炒め、色が変わったら余分な脂をペーパーでふき、Aを加えて煮立たせる。しいたけ、豆腐干を加え、再び煮立ったら弱火で5分煮る。

2 混ぜたBを加えてとろみをつけ、酢を加えてさっと煮、器に盛ってラー油をかけ、万能ねぎを散らす。

ツナとひじきの梅パスタ

**めんつゆで手軽に作れる梅だれは、あっさりとさわやかな味わい。
ひじきは生で風味を楽しんで。レタスやプチトマトを加えても。**

材料（2人分）

豆腐干（長・熱湯1ℓに塩小さじ2を加えて5分ゆで、湯をきる）… 2袋（200g）
ツナ缶（水煮・汁けをきる）… 小1缶（70g）
芽ひじき（乾燥・水につけて戻し、水けをきる）… 小さじ2
青じそ（せん切り）… 5枚
A
- 梅干し（種を除き、たたく）… 1個
- オリーブ油 … 大さじ1
- めんつゆ（3倍濃縮タイプ）… 大さじ½

作り方

1 器に豆腐干を盛り、ツナ、ひじき、青じそをのせ、混ぜたAをかける。全体にあえて食べる。

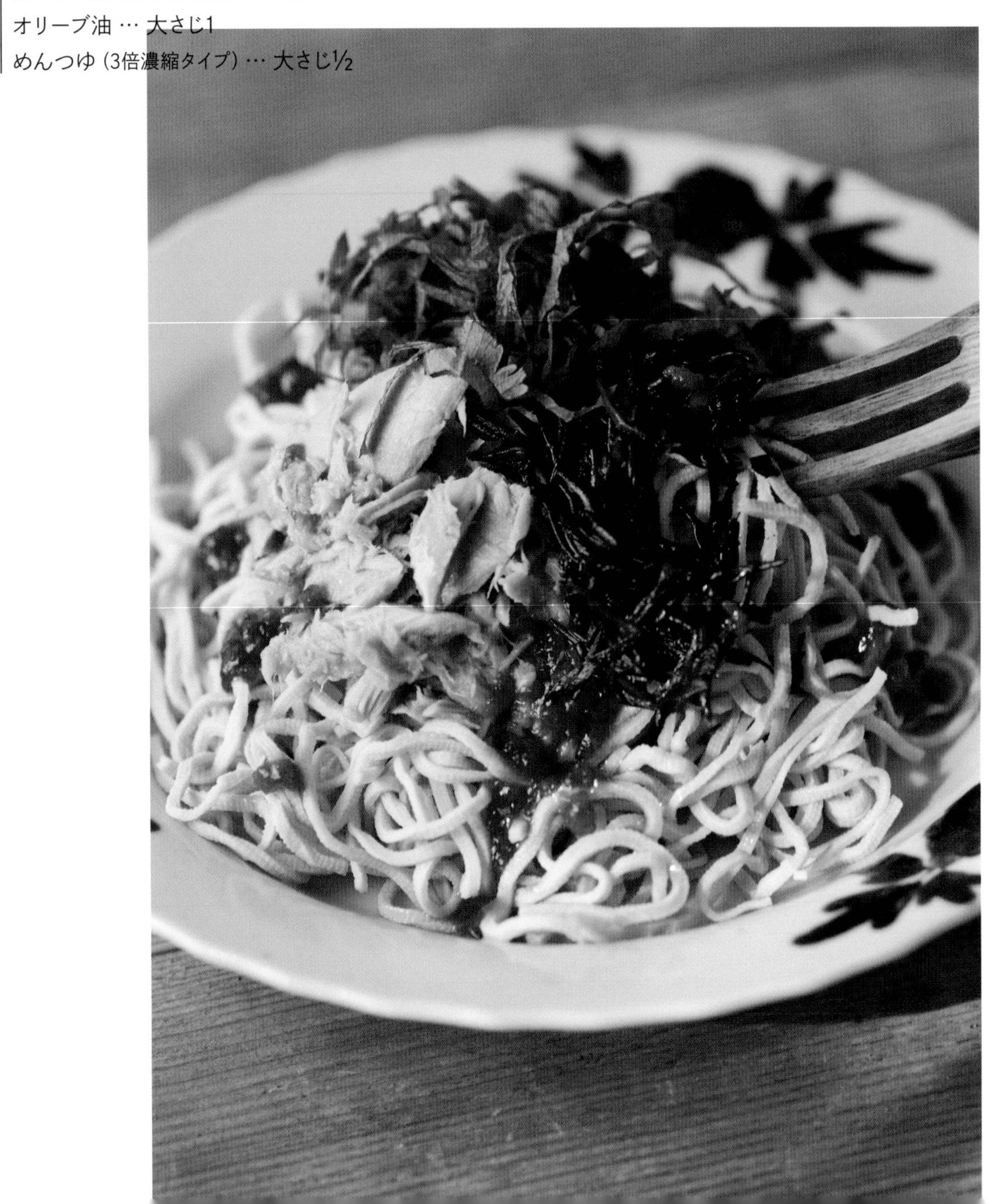

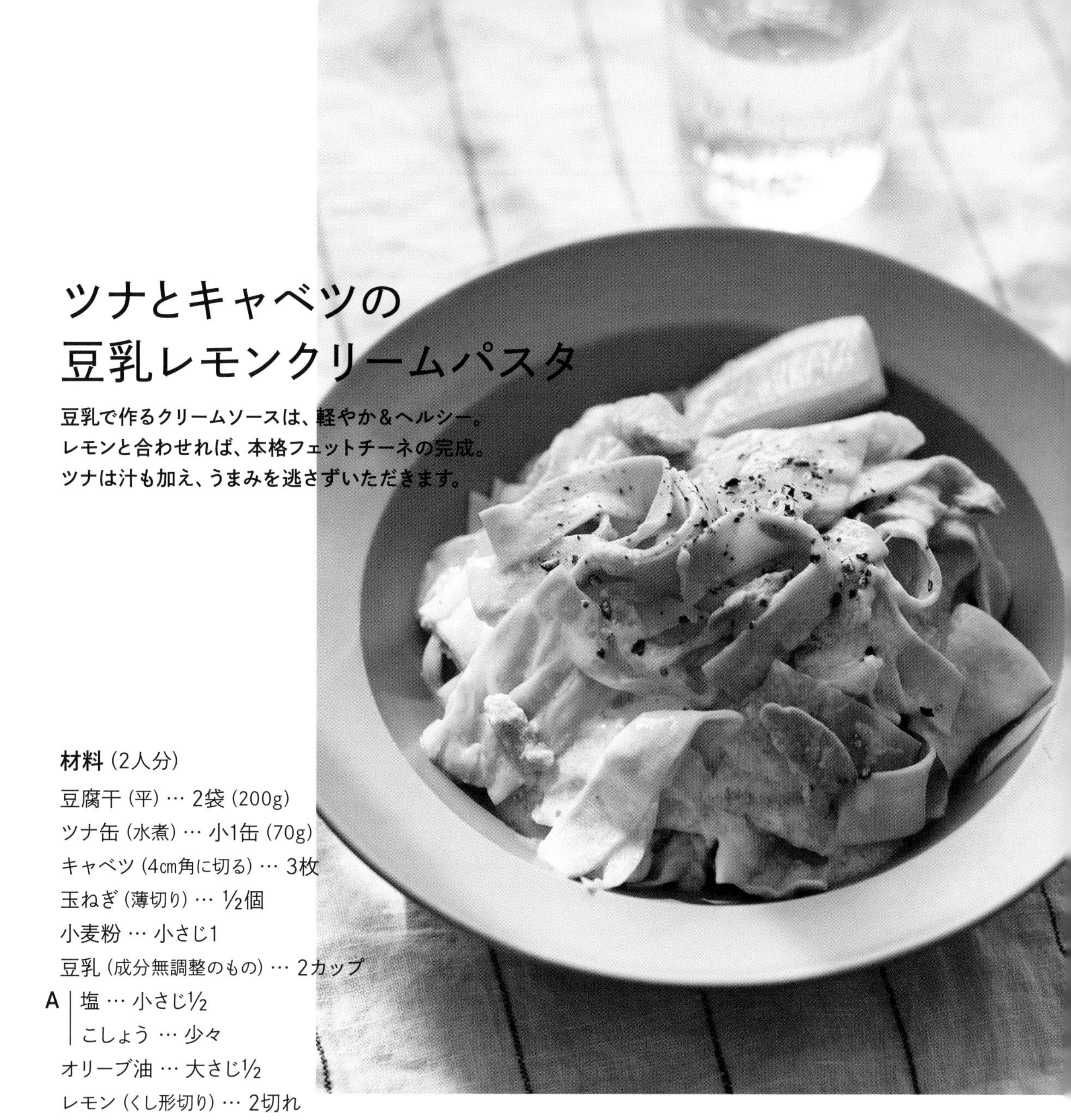

ツナとキャベツの豆乳レモンクリームパスタ

豆乳で作るクリームソースは、軽やか＆ヘルシー。レモンと合わせれば、本格フェットチーネの完成。ツナは汁も加え、うまみを逃さずいただきます。

材料（2人分）

豆腐干（平）… 2袋（200g）
ツナ缶（水煮）… 小1缶（70g）
キャベツ（4cm角に切る）… 3枚
玉ねぎ（薄切り）… ½個
小麦粉 … 小さじ1
豆乳（成分無調整のもの）… 2カップ
A | 塩 … 小さじ½
 | こしょう … 少々
オリーブ油 … 大さじ½
レモン（くし形切り）… 2切れ

作り方

1 豆腐干は熱湯1ℓに塩小さじ2（分量外）を加えて5分ゆで、ゆで上がる1分前にキャベツを加えて一緒にゆで、湯をきる。

2 フライパンにオリーブ油を熱し、玉ねぎを中火で炒め、しんなりしたら小麦粉を加えてなじむまで炒め、木ベラで混ぜながら豆乳を2〜3回に分けて加える。軽くとろみがついたらツナ（汁ごと）、A、1を加えてからめる。

3 器に盛ってレモンを添え、粗びき黒こしょう少々（分量外）をふり、レモンを絞って食べる。

小麦粉を炒めたら、豆乳を2〜3回に分けて加え、木ベラで混ぜながらとろみをつける。これでダマにならず、なめらかなソースに。豆乳は煮立たせすぎると、分離するので注意して。

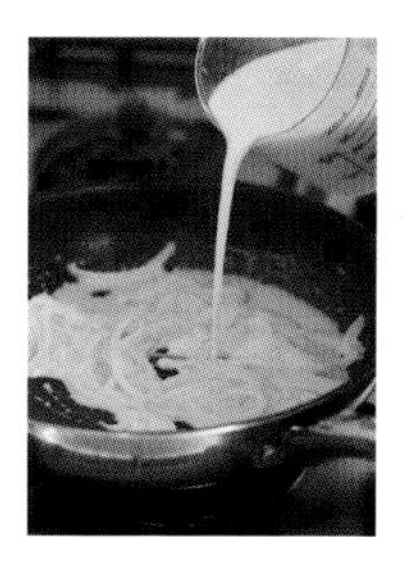

ブロッコリーのペペロンチーノ

**にんにくはじっくり弱火にかけ、香りを十分に引き出して。
細かく刻んだブロッコリーにからんで、極上のソースになります。
ハムやベーコン、ツナを加えて、さらにボリュームを出しても。**

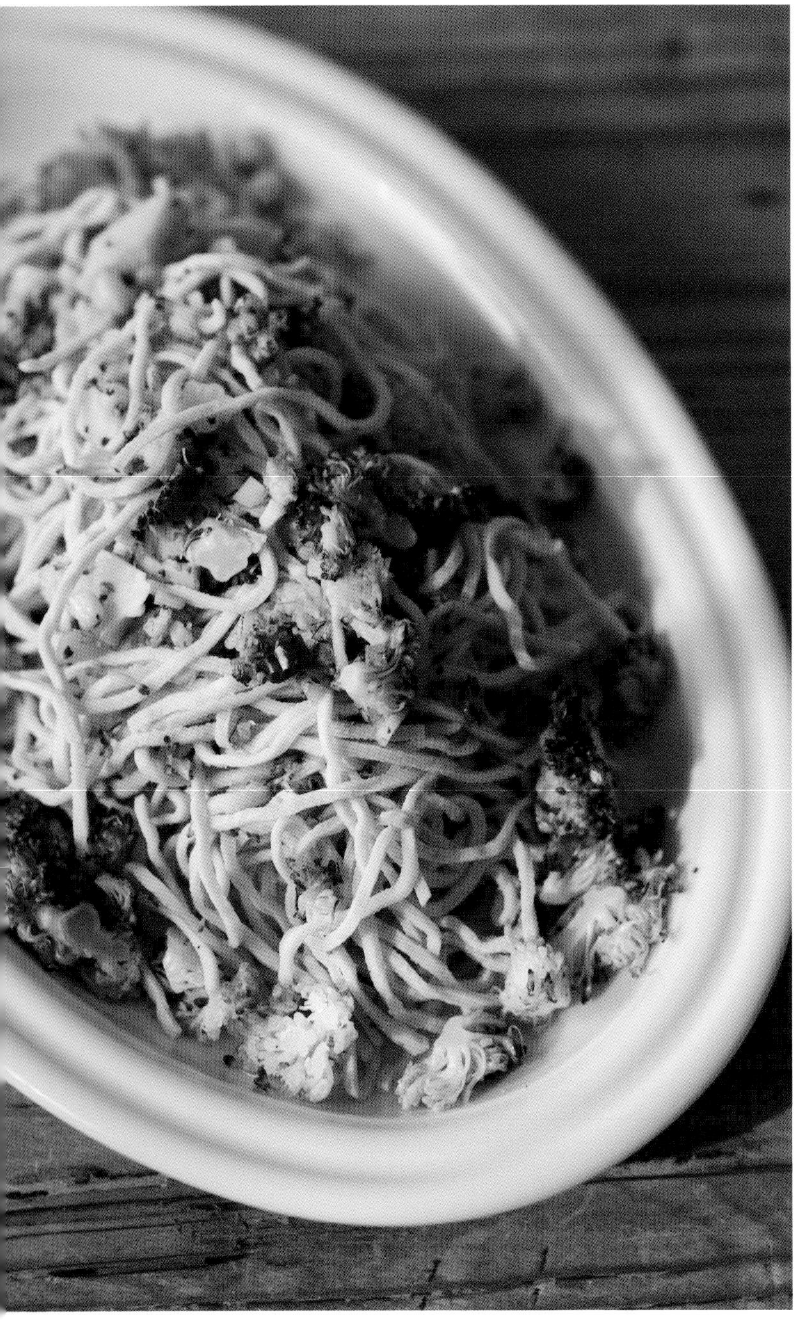

材料（2人分）

豆腐干（長・熱湯1ℓに塩小さじ2を加えて5分ゆで、湯をきる）… 2袋（200g）
ブロッコリー（1㎝角に切る）… ½株（120g）
A | にんにく（みじん切り）… 1かけ
  | 赤唐辛子（小口切り）… 1本
B | 塩 … 小さじ¼
  | こしょう … 少々
オリーブ油 … 大さじ½

作り方

1 フライパンにオリーブ油、Aを入れて弱火にかけ、香りが出たらブロッコリーを中火で3分炒め、しんなりしたら豆腐干、Bを加えてほぐれるまで炒める。

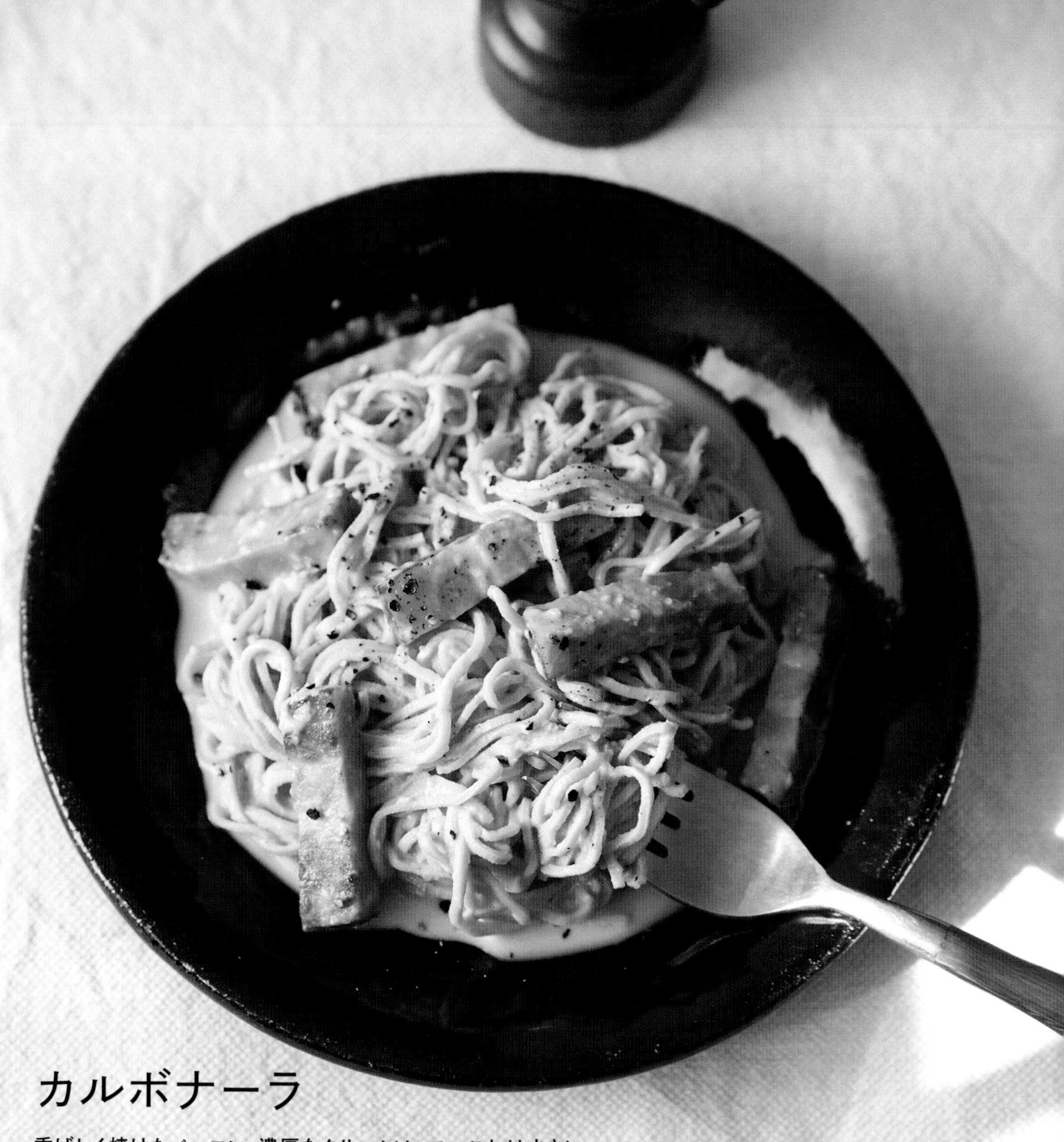

カルボナーラ

香ばしく焼けたベーコン、濃厚なクリームソース…これはまさに
カルボナーラそのもの！　生クリームは牛乳や豆乳にかえてもOK。
火を止めてから卵液を加えるのが、なめらかに仕上げるコツです。

材料（2人分）

豆腐干（長・熱湯1ℓに塩小さじ2を加えて5分ゆで、湯をきる）… 2袋（200g）*
ベーコン（ブロック・1cm角の棒状に切る）… 100g

A
- 卵 … 2個
- 生クリーム … 大さじ4
- 粉チーズ … 大さじ2
- 塩 … ひとつまみ
- こしょう … 少々

オリーブ油 … 大さじ½
粗びき黒こしょう … 少々

*平切りで作ってもおいしい

作り方

1 フライパンにオリーブ油を熱し、ベーコンを中火で炒め、こんがりしたら豆腐干を加えてほぐれるまで炒め、火を止める。

2 混ぜた**A**を加えてからめ、器に盛って黒こしょうをふる。

鶏ひきと高菜のピリ辛パスタ

鶏ひき肉は赤唐辛子と炒め、ピリ辛味に。高菜は細かく刻んで全体にからめることで、味と食感のアクセントになります。豚こま肉で作ったり、もやしでボリュームアップしても◎。

材料（2人分）

豆腐干（長・熱湯1ℓに塩小さじ2を加えて5分ゆで、湯をきる）… 2袋（200g）
鶏ひき肉（むね）… 100g
高菜漬け（粗みじん切り）… ⅔カップ（80g）
赤唐辛子（半分にちぎる）… 1本
A | しょうゆ、みりん … 各小さじ1
ごま油 … 大さじ½

作り方

1 フライパンにごま油、赤唐辛子を入れて弱火にかけ、香りが出たらひき肉を中火で炒め、色が変わってパラパラになったら高菜を加え、さっと炒める。

2 豆腐干、**A**を加え、ほぐれるまで炒める。

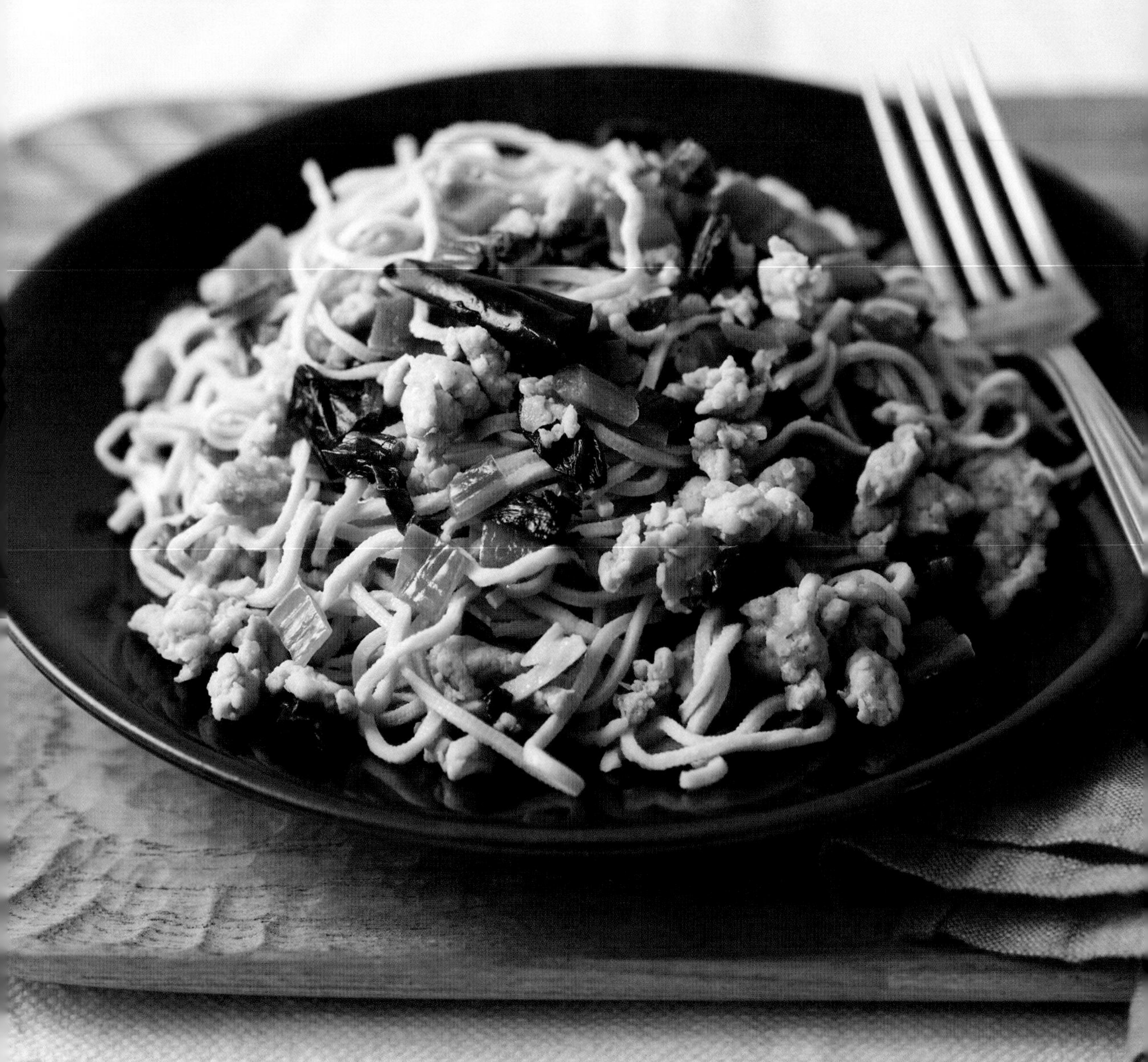

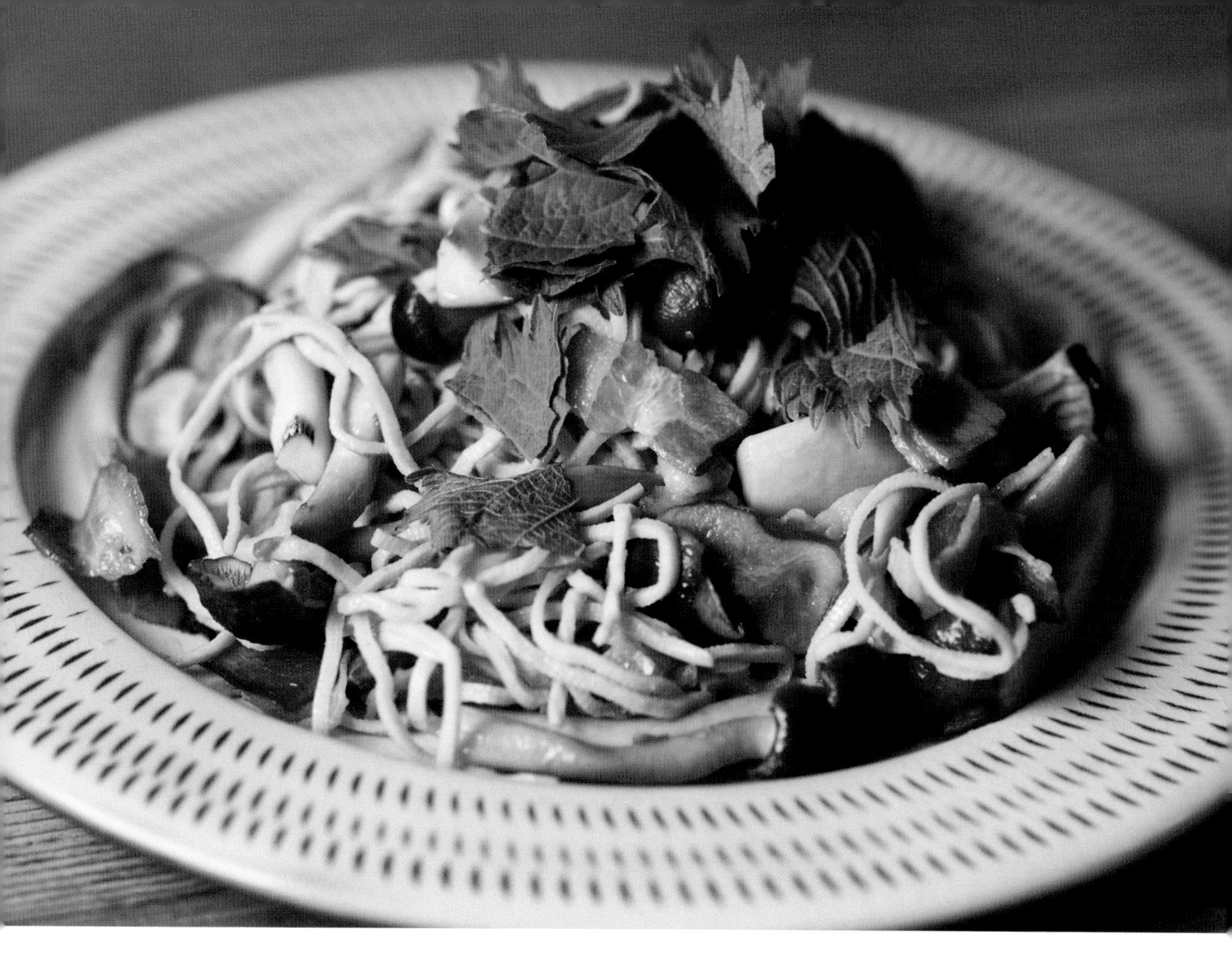

ベーコンときのこの ゆずこしょうバターパスタ

人気のバターじょうゆ味に、ピリッとゆずこしょうをきかせました。低カロリーのきのこは、お好みのものを。数種類入れると奥深い味に。

材料（2人分）

豆腐干（長・熱湯1ℓに塩小さじ2を加えて5分ゆで、湯をきる）… 2袋（200g）
ベーコン（2cm幅に切る）… 3枚
しめじ（ほぐす）… 1パック（100g）
エリンギ（長さを半分に切り、縦4〜6等分に切る）… 1パック（100g）
A しょうゆ … 大さじ½
　ゆずこしょう … 小さじ½
バター … 10g
サラダ油 … 大さじ½
青じそ（ちぎる）… 5枚

作り方

1 フライパンにサラダ油を熱し、ベーコン、きのこを中火で炒め、しんなりしたら豆腐干、混ぜたA、バターを加え、ほぐれるまで炒める。

2 器に盛り、青じそをのせる。

ウインナーとほうれんそうのアラビアータ

トマトソースは煮詰めて酸味を飛ばすと、甘みが出てぐっとおいしくなり、本格パスタそのものに。ほうれんそうは、レンチンで手早く下ゆでします。

材料（2人分）

豆腐干（長・熱湯1ℓに塩小さじ2を加えて5分ゆで、湯をきる）… 2袋（200g）*
ウインナー（1cm幅の斜め切り）… 3本
ほうれんそう … 1/2束（100g）
玉ねぎ（薄切り）… 1/4個

A
- にんにく（みじん切り）… 1かけ
- 赤唐辛子（小口切り）… 1本

B
- カットトマト缶 … 1/2缶（200g）
- 水 … 1/2カップ
- 塩 … 小さじ1/3
- こしょう … 少々

オリーブ油 … 大さじ1/2

＊平切りで作ってもおいしい

作り方

1 ほうれんそうはラップで包み、電子レンジで1分加熱し、水にさらして水けを絞り、5cm幅に切る。

2 フライパンにオリーブ油、Aを入れて弱火にかけ、香りが出たらウインナー、玉ねぎを中火で炒め、しんなりしたらBを加え、煮立ったら弱火で10分煮る。豆腐干、1を加え、再び煮立ったら5分煮る。

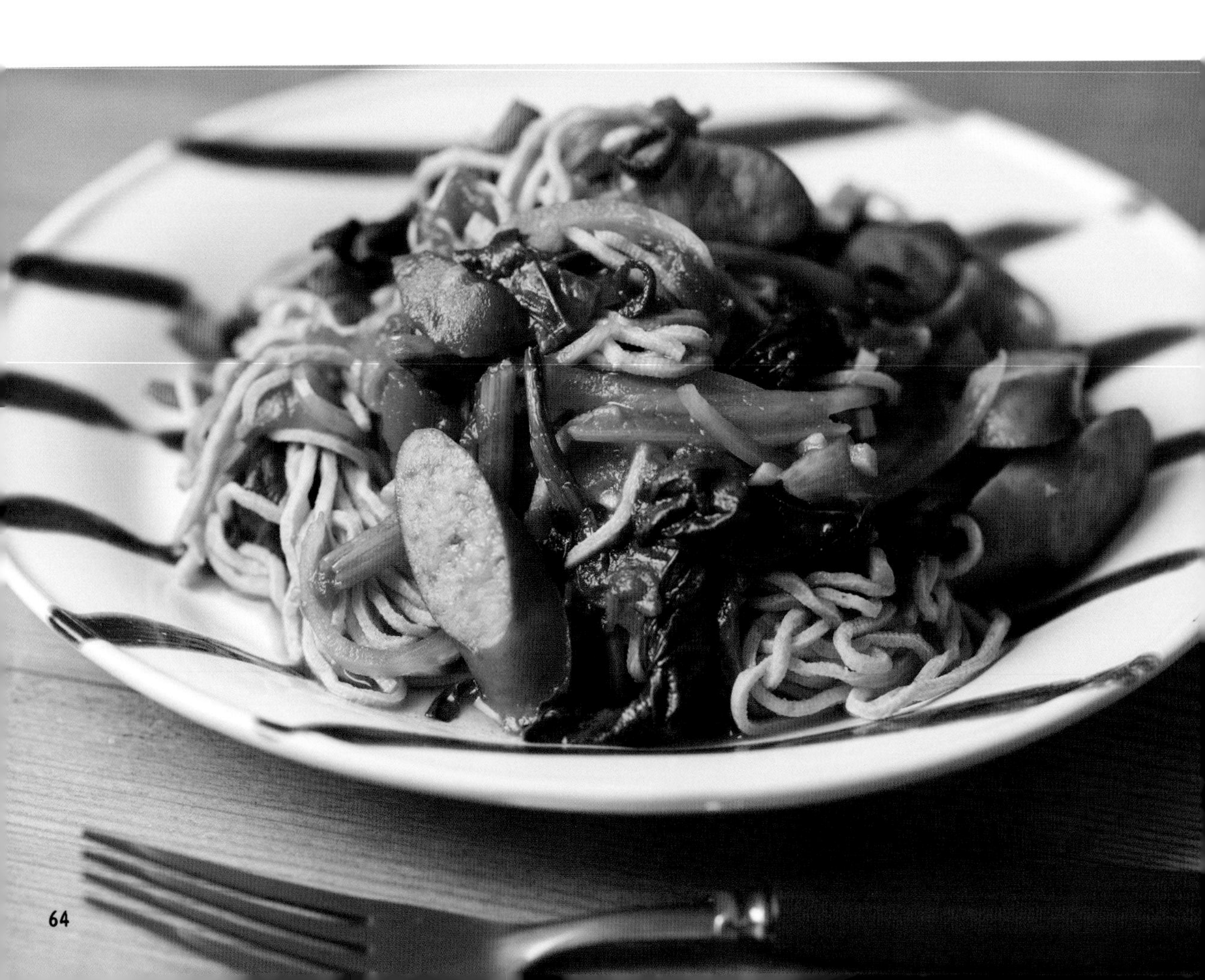

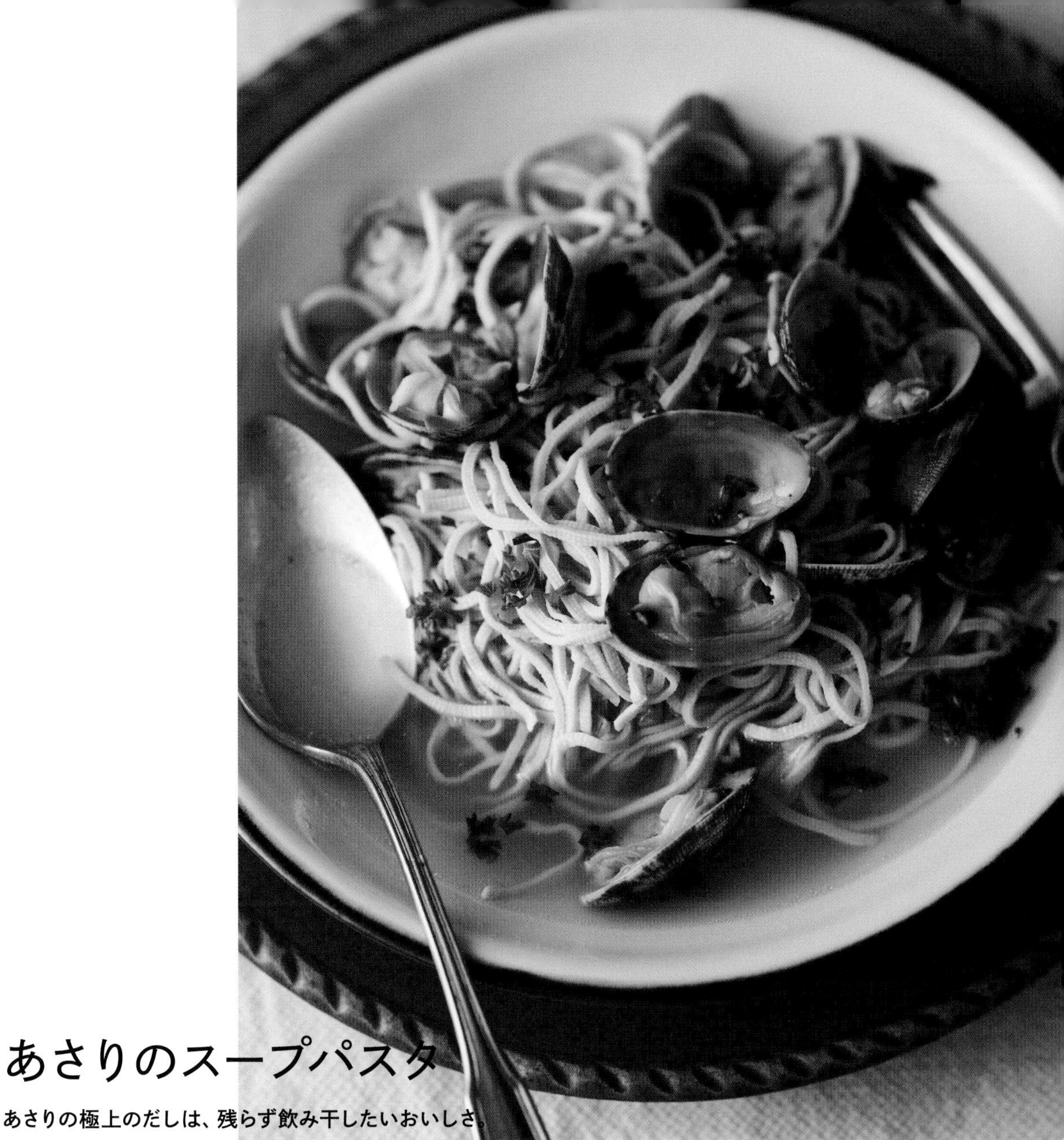

あさりのスープパスタ

あさりの極上のだしは、残らず飲み干したいおいしさ。
ほうれんそうやプチトマトを入れると、さらに栄養価がアップします。

材料（2人分）

豆腐干（長・熱湯1ℓに塩小さじ2を加えて5分ゆで、湯をきる）… 2袋（200g）
あさり（砂抜きしたもの）… 1パック（200g）
にんにく（みじん切り）… 1かけ

A
- 水 … 2カップ
- 白ワイン … 大さじ2
- 固形スープの素 … 1/4個
- 塩 … 小さじ1/3
- こしょう … 少々

オリーブ油 … 大さじ1/2
パセリ（みじん切り）… 適量

作り方

1 フライパンにオリーブ油、にんにくを入れて弱火にかけ、香りが出たらあさり、**A**を加えて中火で煮立たせ、口が開いたらあさりを取り出す。

2 豆腐干を加え、再び煮立ったら弱火で5分煮、あさりを戻してさっと煮、器に盛ってパセリを散らす。

＊あさりの砂出しは、塩水（水1カップ＋塩小さじ1）にあさりを入れ、冷暗所に2〜3時間おく

ハムとピーマンのチャーハン

豆腐干をごはんのように細かく刻めば、パラリと軽めのチャーハンに変身。
味つけは、塩としょうゆでシンプルに。長ねぎやかまぼこを入れても。

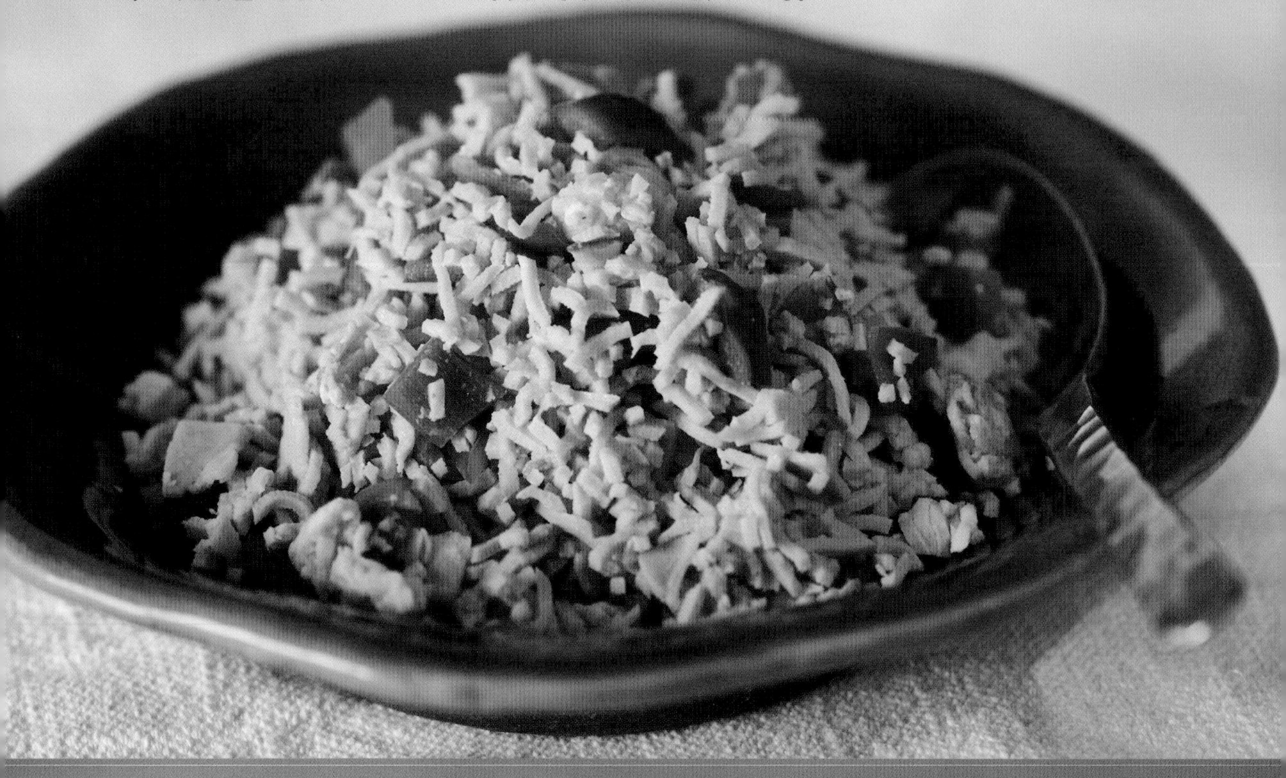

豚キムチにらチャーハン

キムチはざく切りにし、ピリ辛味を全体にいきわたらせるのがコツ。
豚バラは余分な脂をふいて炒め、カロリーオフ＆味をすっきりと。

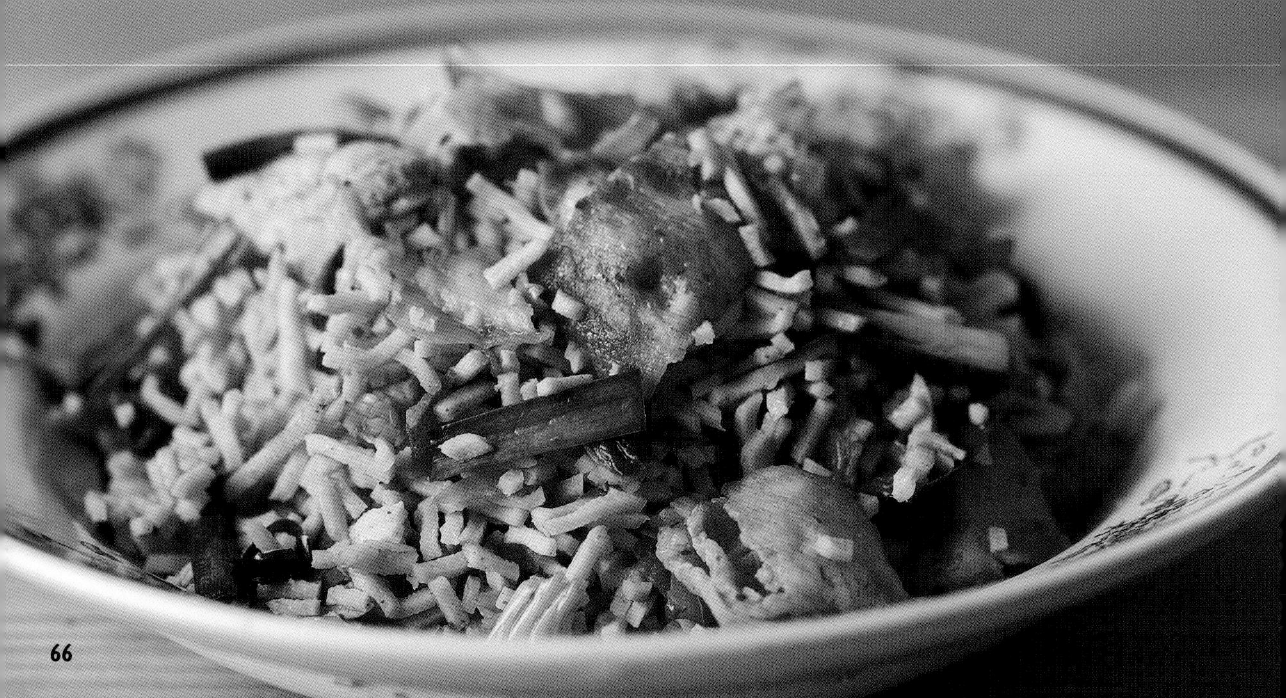

納豆と豆苗の梅チャーハン

**納豆と梅干しの黄金コンビに、豆苗の香りと食感をプラス。
豆苗は炒めることでかさが減り、どっさり食べられます。**

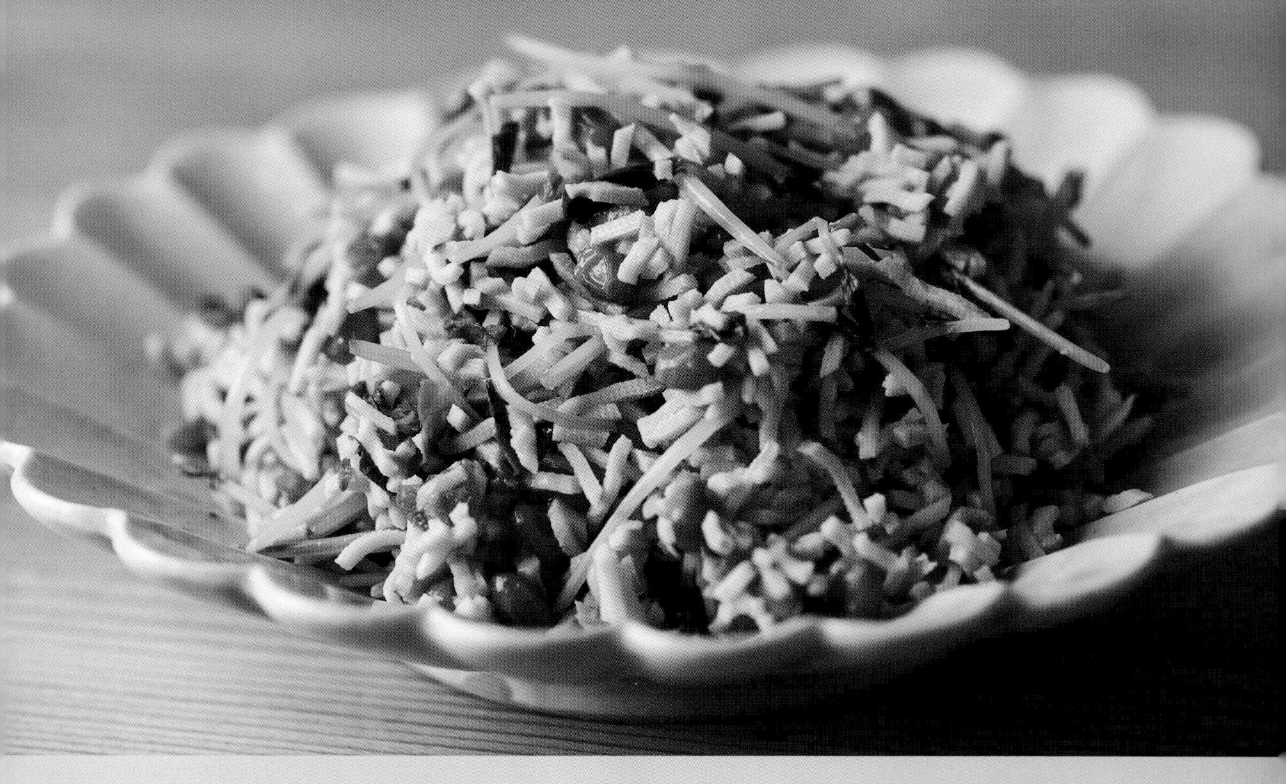

ベーコンとパプリカのカレーピラフ

**ベーコンとパプリカは、バターで炒めてコクいっぱいに。
カレーがふわりと香るその味は、まさにピラフそのもの！**

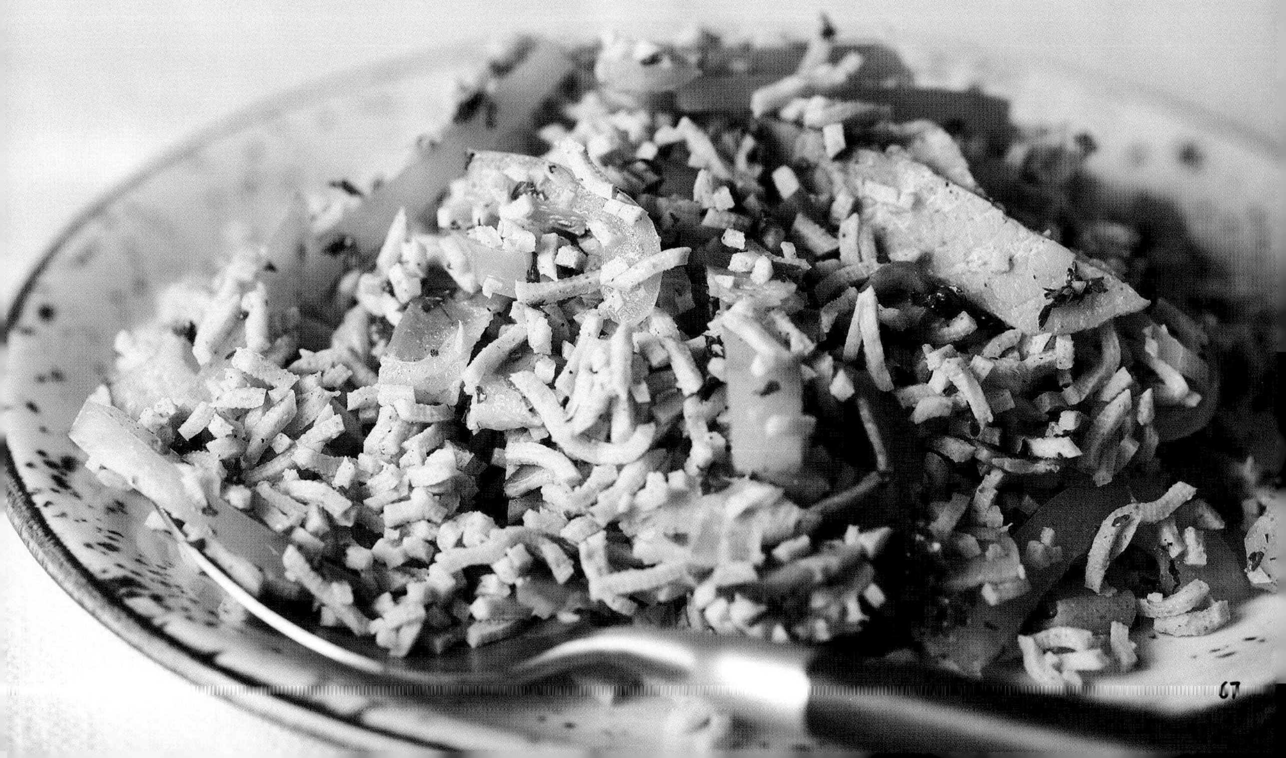

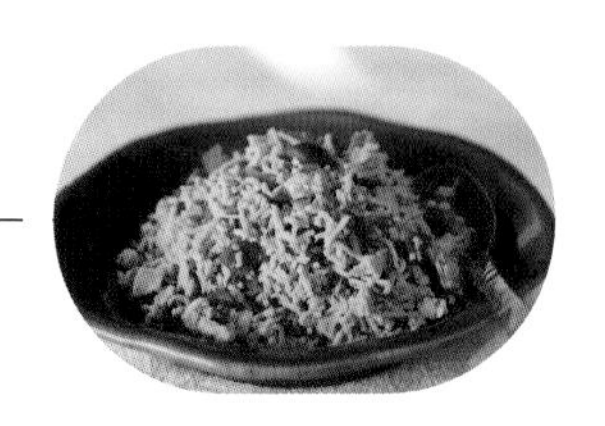

ハムとピーマンのチャーハン

材料（2人分）

豆腐干（短・熱湯で5分ゆでて湯をきり、粗熱がとれたら細かく刻む）… 2袋（200g）
ロースハム（1cm角に切る）… 3枚
ピーマン（1cm角に切る）… 3個
卵 … 1個
A | しょうゆ … 小さじ1
  | 塩 … 小さじ1/4
  | こしょう … 少々
サラダ油 … 大さじ1/2

作り方

1 フライパンにサラダ油を熱し、ハム、ピーマンを中火で炒め、しんなりしたら溶いた卵を流して木ベラで混ぜながら半熟状に火を通し、豆腐干、Aを加えてなじむまで炒める。

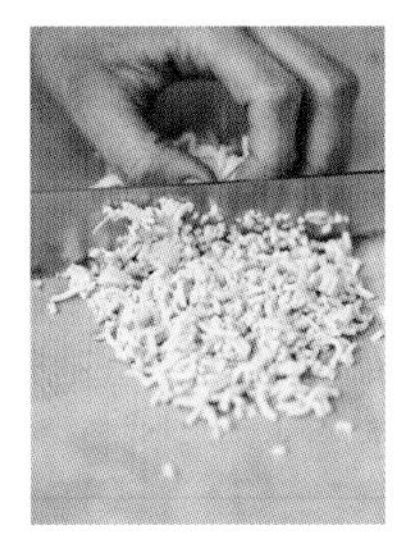

豆腐干は、白米の大きさと同じくらいの5mm幅を目安に細かく刻む。食感はパラッと軽く、チャーハンにしてもごはんより炒めやすい。

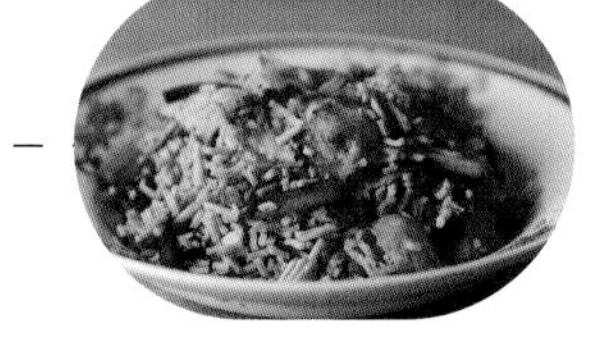

豚キムチにらチャーハン

材料（2人分）

豆腐干（短・熱湯で5分ゆでて湯をきり、粗熱がとれたら細かく刻む）… 2袋（200g）
豚バラ薄切り肉（2cm幅に切る）… 5枚（100g）
白菜キムチ（ざく切り）… 1/2カップ（100g）
にら（3cm幅に切る）… 1/2束（50g）
しょうゆ … 小さじ1
ごま油 … 大さじ1/2

作り方

1 フライパンにごま油を熱し、豚肉を中火で炒め、色が変わったら余分な脂をペーパーでふき、キムチを加えてなじむまで炒める。

2 豆腐干、にら、しょうゆを加え、木ベラで混ぜながらにらがしんなりするまで炒める。

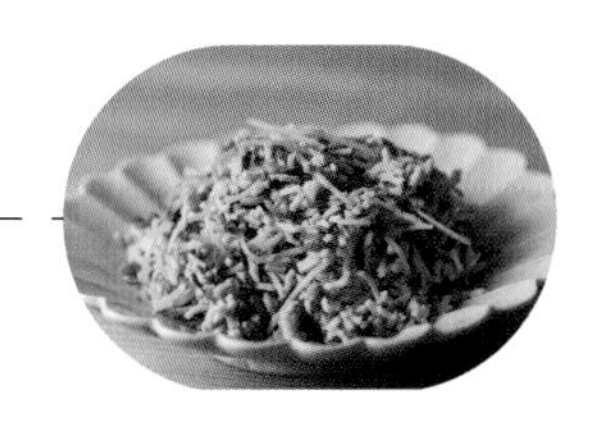

納豆と豆苗の梅チャーハン

材料（2人分）

豆腐干（短・熱湯で5分ゆでて湯をきり、
　粗熱がとれたら細かく刻む）… 2袋（200g）
納豆 … 2パック（80g）
豆苗（長さを3等分に切る）… 1袋
A｜梅干し（種を除き、たたく）… 2個
　｜しょうゆ … 小さじ½
　｜塩 … 小さじ¼
サラダ油 … 大さじ½

作り方

1 フライパンにサラダ油を熱し、豆苗を中火で炒め、しんなりしたら豆腐干、納豆、Aを加え、木ベラで混ぜながらなじむまで炒める。

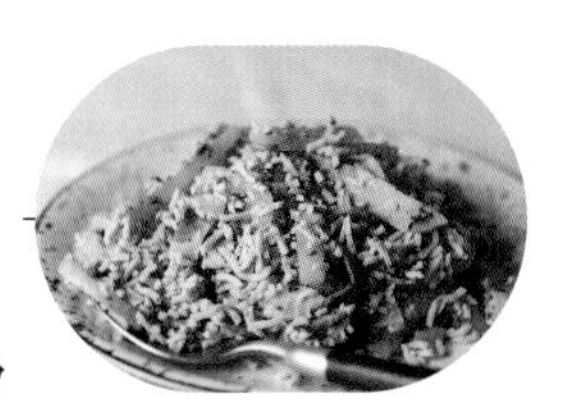

ベーコンとパプリカのカレーピラフ

材料（2人分）

豆腐干（短・熱湯で5分ゆでて湯をきり、
　粗熱がとれたら細かく刻む）… 2袋（200g）
ベーコン（1cm幅に切る）… 3枚
パプリカ（黄・縦5mm幅に切り、長さを半分に切る）… ½個
A｜パセリ（みじん切り）… 大さじ2
　｜カレー粉 … 小さじ1
　｜塩 … 小さじ⅓
　｜粗びき黒こしょう … 少々
バター … 10g

作り方

1 フライパンにバターを溶かし、ベーコン、パプリカを中火で炒め、しんなりしたら豆腐干、Aを加え、木ベラで混ぜながらなじむまで炒める。

肉や魚を通常の半量〜2/3くらいに減らしても、
かわりに豆腐干を加えれば、
たんぱく質豊富でボリューム満点のメインおかずは次々作れます。
豆腐干が肉や魚のうまみ、味をぎゅっと吸うので、
調味料はややゆるめにして、十分になじませるのがコツ。
必ず野菜を合わせることで、
よりヘルシーで満足感もアップします。

第3章

これもおいしい！炒めものと煮もの

きのこのラグー風塩炒め

きのこはみじん切りにして、豆腐干によくからませるのがミソ。
数種類のきのこで奥深い味に。しいたけ、えのきでも合います。

材料（2人分）

豆腐干（短・熱湯で5分ゆで、湯をきる）… 1袋（100g）
しめじ（みじん切り）… 1パック（100g）
エリンギ（みじん切り）… 1パック（100g）
にんにく（みじん切り）… 1かけ
A｜酒 … 小さじ1
｜鶏ガラスープの素 … 小さじ½
｜塩 … 小さじ¼
サラダ油 … 大さじ½

作り方

1 フライパンにサラダ油、にんにくを入れて弱火にかけ、香りが出たらきのこを中火で炒め、しんなりしたら豆腐干、Aを加えてほぐれるまで炒める。

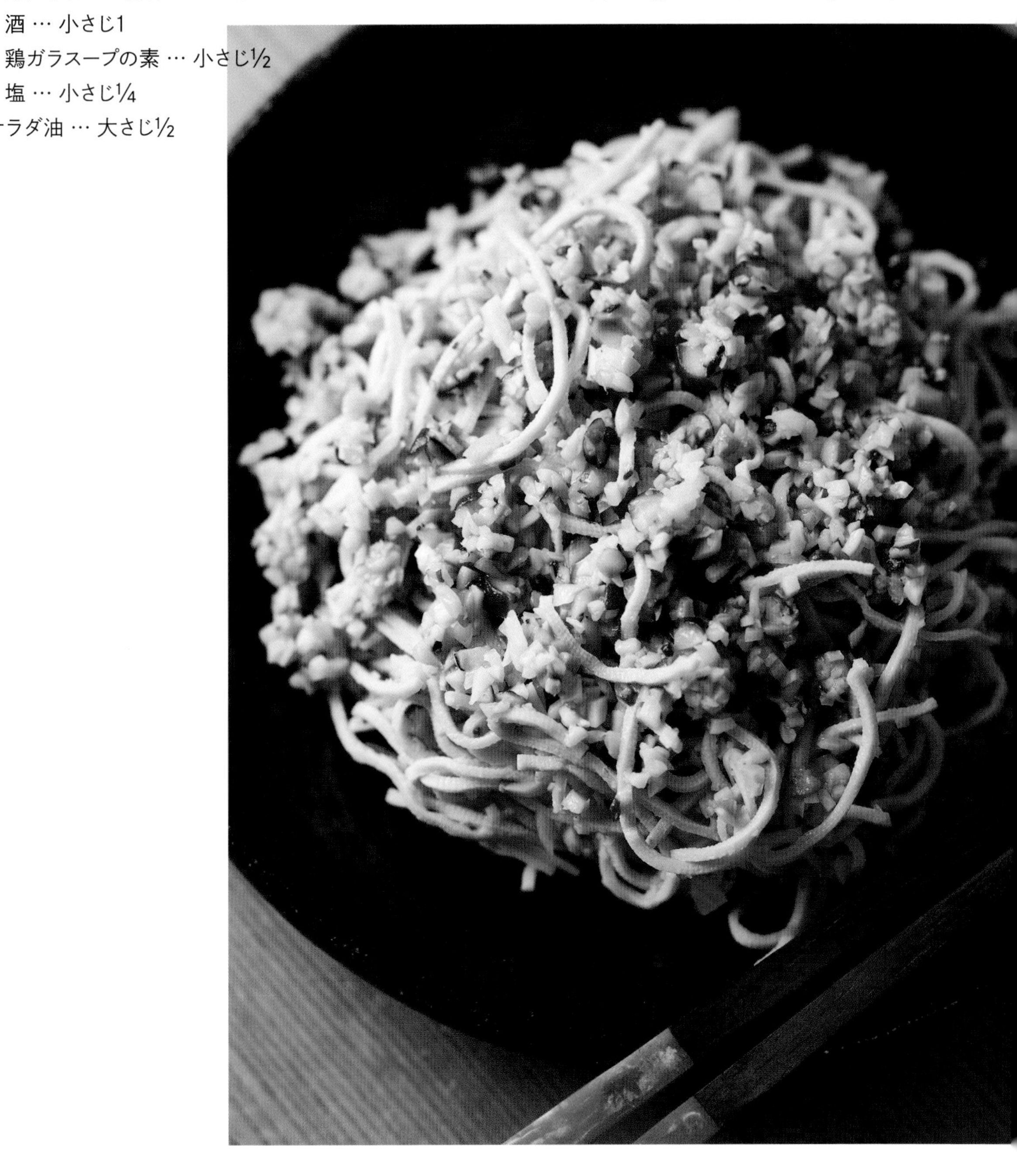

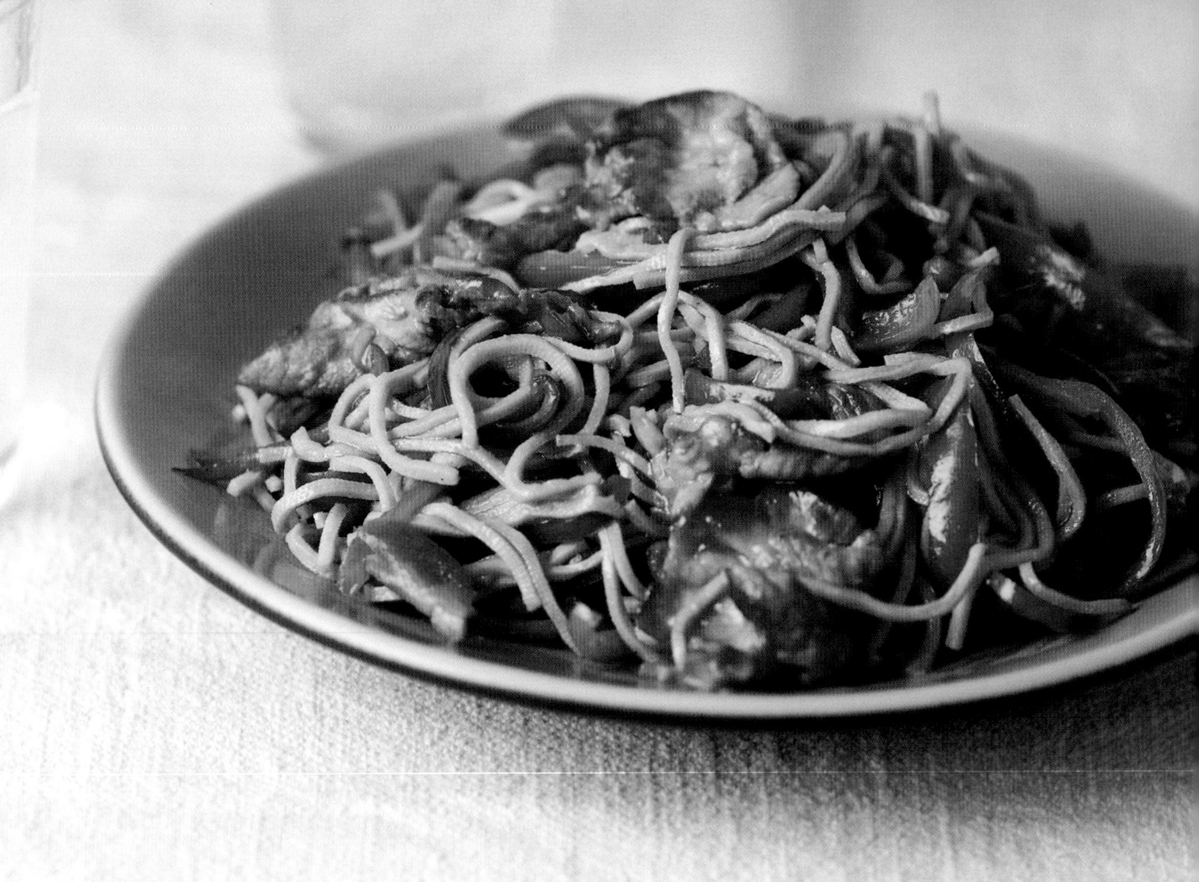

豚肉とピーマンのオイスターソース炒め

**チンジャオロースーをイメージした、中華風のひと皿。
細切りにしたたけのこを加えても美味です。
肉は粉をもみ込み、やわらかく、味のからみもよくします。**

材料（2人分）

豆腐干（短・熱湯で5分ゆで、湯をきる）… 1袋（100g）
豚こま切れ肉（ひと口大に切り、Aをもみ込む）… 100g
A｜酒、しょうゆ、片栗粉 … 各小さじ½
ピーマン（縦に細切り）… 3個
B｜オイスターソース、酒 …各大さじ1
　｜砂糖 … 小さじ½
サラダ油 … 大さじ½

作り方

1 フライパンにサラダ油を熱し、豚肉を中火で炒め、色が変わったらピーマンを加えてさっと炒め、豆腐干、混ぜたBを加えてほぐれるまで炒める。

豚肉と万能ねぎの
五香粉（ウーシャンフェン）炒め

**オイスターのうまみに五香粉を加えて、台湾風に。
細切り鶏むね肉なら、さらにカロリーカットできます。**

材料（2人分）

豆腐干（短・熱湯で5分ゆで、湯をきる）… 1袋（100g）
豚こま切れ肉（ひと口大に切る）… 100g
万能ねぎ（5cm幅に切る）… 10本
にんにく（みじん切り）… 1かけ

A
- オイスターソース、酒 … 各小さじ2
- 五香粉（ウーシャンフェン）（p49参照）… 小さじ1/4
- こしょう … 少々

サラダ油 … 大さじ1/2

作り方

1 フライパンにサラダ油、にんにくを入れて弱火にかけ、香りが出たら豚肉に塩、こしょう各少々（分量外）をふって中火で炒め、色が変わったら豆腐干、万能ねぎ、Aを加えてほぐれるまで炒める。器に盛り、五香粉少々（分量外）をふる。

豚肉と水菜の
おかかしょうが炒め

**おかかの風味に、しょうがを加えてキリッと香りよく。
水菜のシャキッとした食感と、豆腐干が相性抜群。**

材料（2人分）

豆腐干（短・熱湯で5分ゆで、湯をきる）… 1袋（100g）
豚こま切れ肉（ひと口大に切り、Aをまぶす）… 100g

A
- 塩、こしょう … 各少々
- 小麦粉 … 小さじ1/2

水菜（5cm幅に切る）… 2株（100g）

B
- 削り節 … 1袋（4g）
- しょうゆ、酒 … 各小さじ2
- しょうが（すりおろす）… 1かけ

サラダ油 … 大さじ1/2

作り方

1 フライパンにサラダ油を熱し、豚肉を中火で炒め、色が変わったら水菜を加えてさっと炒め、豆腐干、Bを加えてほぐれるまで炒める。

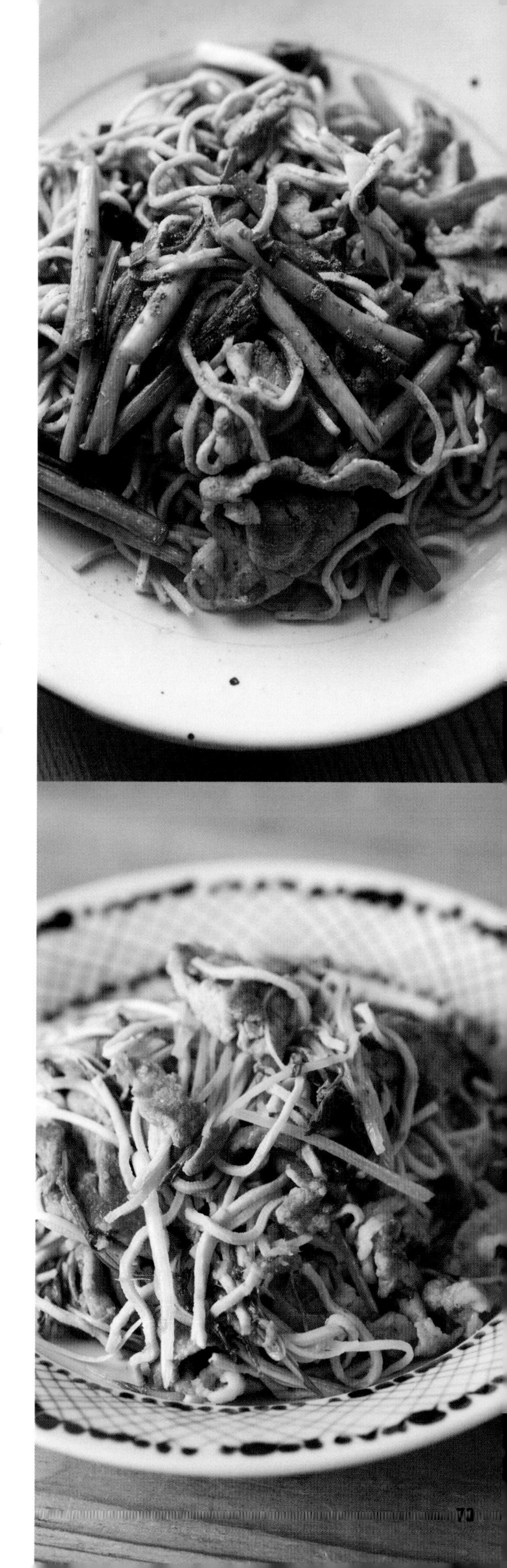

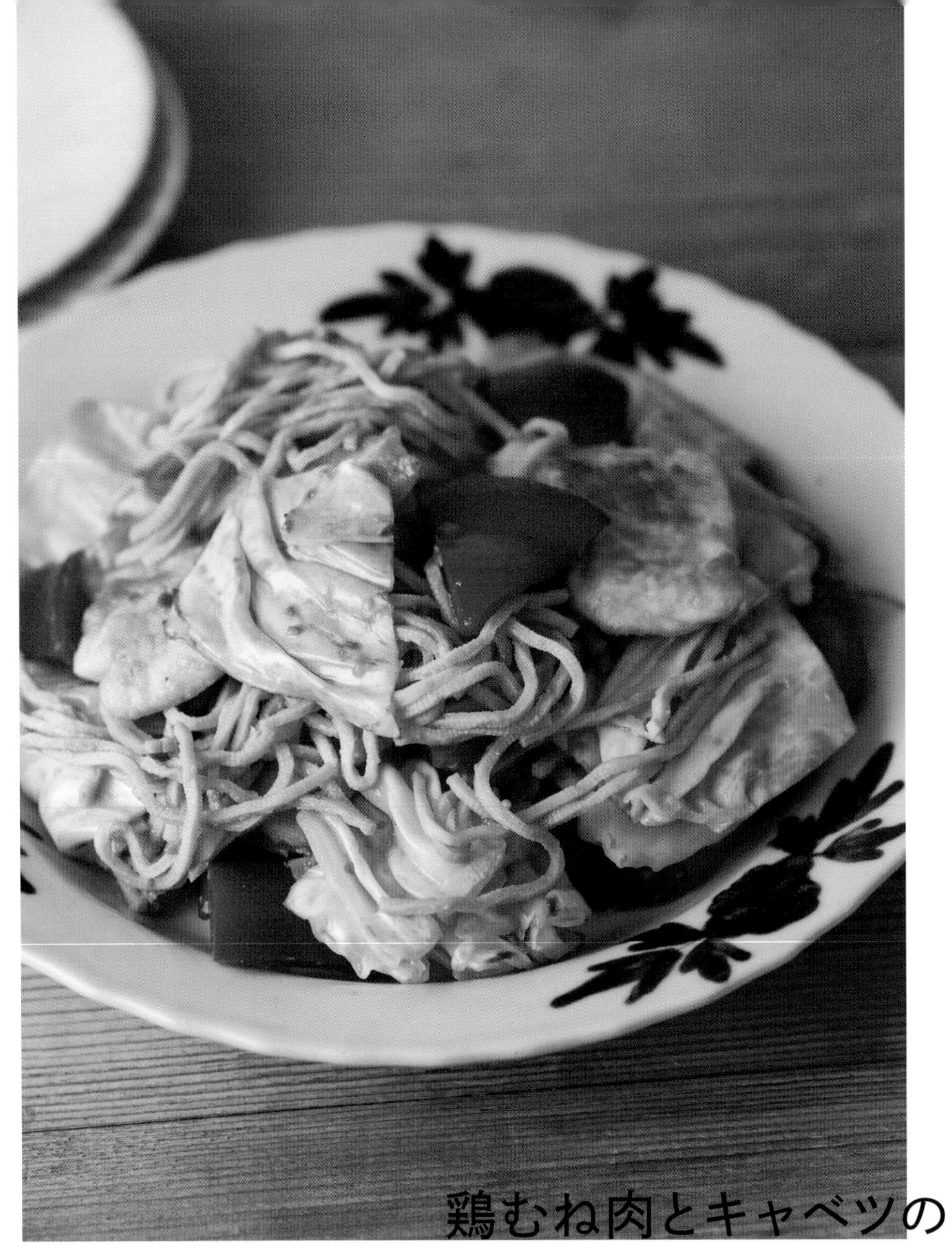

鶏むね肉とキャベツのピリ辛みそ炒め

淡泊な鶏むね肉に粉をまぶし、しっとりと炒めた回鍋肉(ホイコーロー)風です。
豆板醤を加えた甘みそは、パンチがあって食べごたえもマル。

材料（2人分）

豆腐干（短・熱湯で5分ゆで、湯をきる）… 1袋（100g）
鶏むね肉（皮を除いて7〜8mm幅のそぎ切りにし、Aをまぶす）… ½枚（120g）
A | 塩、こしょう … 各少々
　| 小麦粉 … 小さじ1
キャベツ（5cm角に切る）… 2枚
パプリカ（赤・小さめの乱切り）… ½個
B | みそ、酒 … 各大さじ1
　| 砂糖 … 大さじ½
　| 豆板醤 … 小さじ¼
サラダ油 … 大さじ½

作り方

1. フライパンにサラダ油を熱し、鶏肉を中火で焼き、こんがりしたら裏返し、脇にキャベツ、パプリカを加えてしんなりするまで炒める。
2. 豆腐干、混ぜたBを加え、ほぐれるまで炒める。

鶏むね肉のにんにくねぎ塩炒め

長ねぎは1本まるごと青い部分まで使い、香りと彩りをよくします。
ほんの少しみりんを入れるのがコツで、コクが出て満足感がアップ。

材料（2人分）

豆腐干（短・熱湯で5分ゆで、湯をきる）… 1袋（100g）
鶏むね肉（皮を除いて7〜8㎜幅のそぎ切りにし、Aをまぶす）… ½枚（120g）
A | 塩、こしょう … 各少々
　| 酒 … 小さじ2
　| 片栗粉 … 小さじ1
長ねぎ（青い部分まで5㎜幅の斜め切り）… 1本
にんにく（薄切り）… 1かけ
B | みりん … 小さじ1
　| 塩 … 小さじ⅓
　| こしょう … 少々
サラダ油 … 大さじ½

作り方

1. フライパンにサラダ油を熱し、鶏肉を中火で焼き、こんがりしたら裏返して1〜2分焼き、長ねぎ、にんにくを加えてしんなりするまで炒める。
2. 豆腐干、Bを加え、ほぐれるまで炒める。

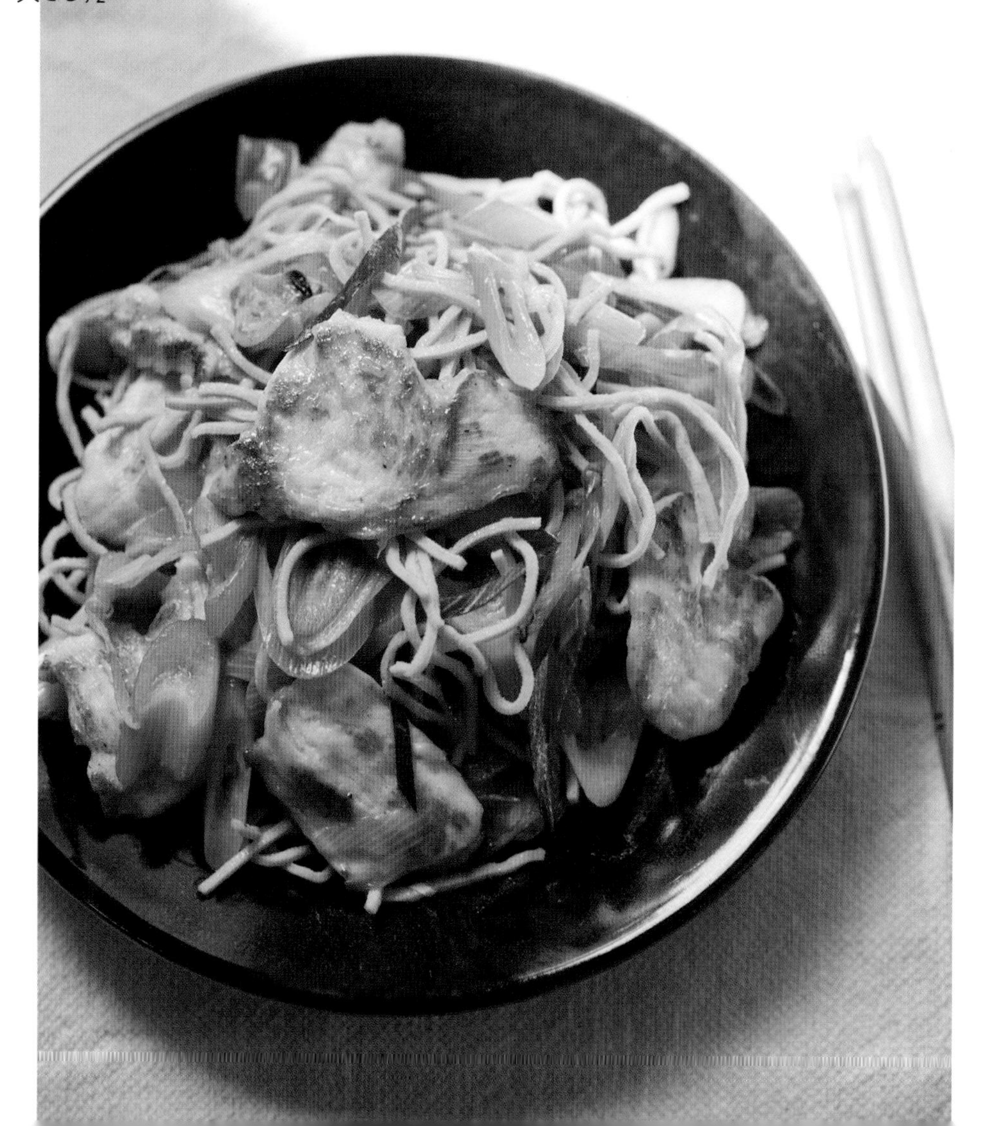

鶏もも肉とパクチーのエスニック炒め

鶏肉は小さめに切ると、火の入りもよく、全体にからんで美味。
ナンプラー+オイスター+パクチーのうまみの三重奏です。

材料（2人分）

豆腐干（短・熱湯で5分ゆで、湯をきる）… 1袋（100g）
鶏もも肉（皮を除き、4㎝角に切る）… ½枚（150g）
パクチー（ざく切り）… 2株（30g）
A 酒 … 小さじ2
ナンプラー … 小さじ1
オイスターソース … 小さじ½
サラダ油 … 大さじ½

作り方

1 フライパンにサラダ油を熱し、鶏肉に塩、こしょう各少々（分量外）をふって中火で2〜3分焼き、こんがりしたら裏返して2分焼き、豆腐干、パクチー、Aを加えてほぐれるまで炒める。

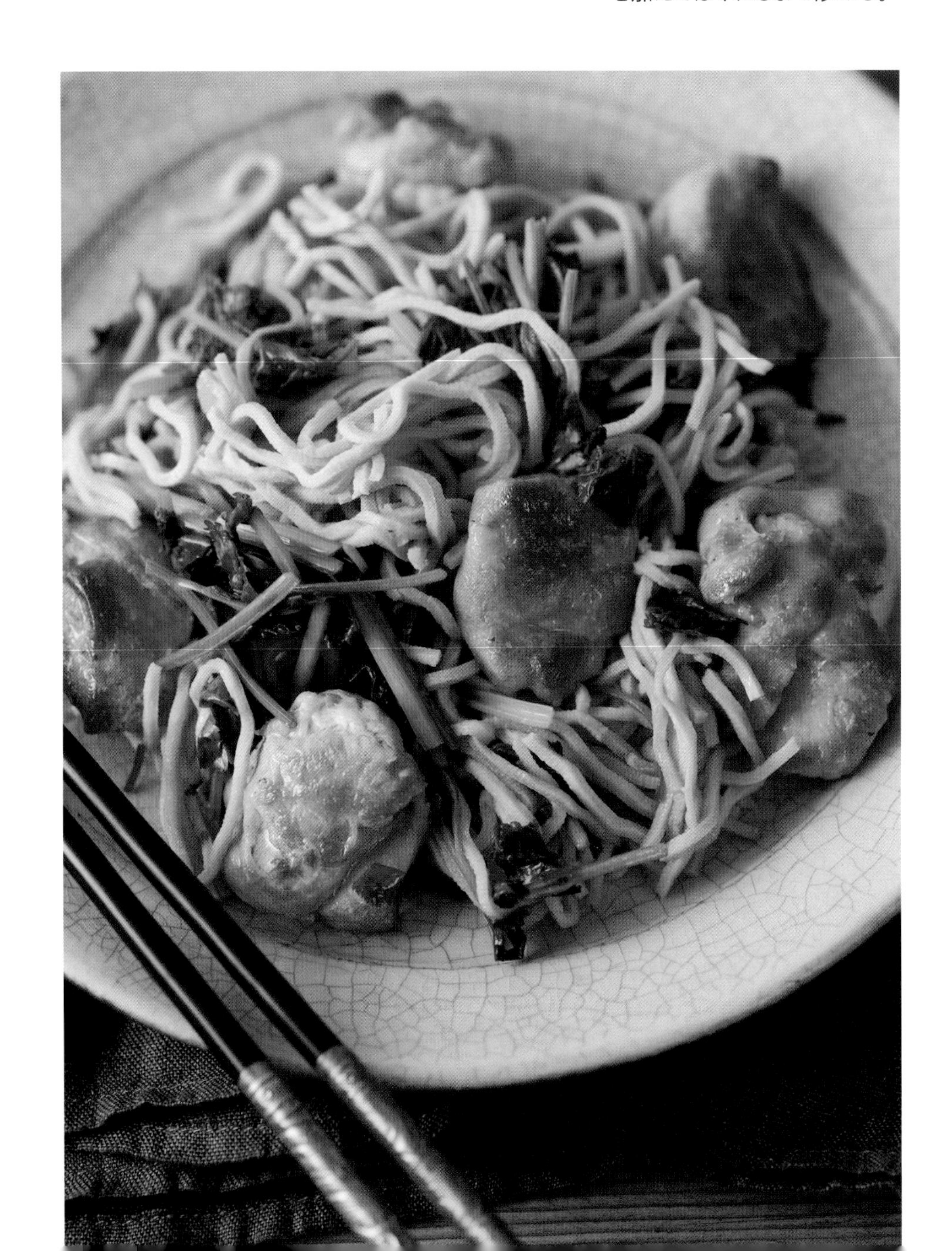

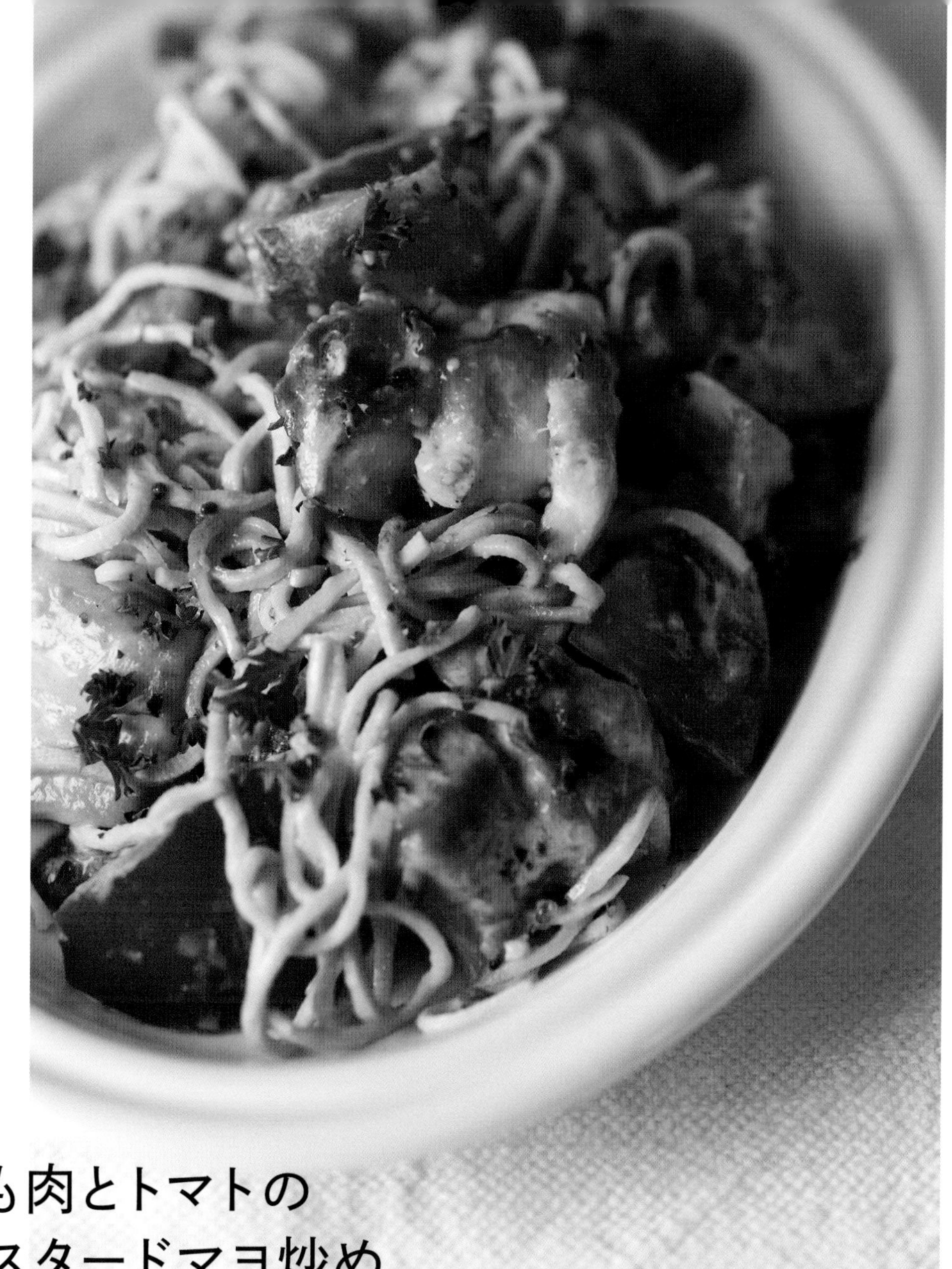

鶏もも肉とトマトの粒マスタードマヨ炒め

粒マスタード入りのマヨネーズだれは、牛乳でのばしてからみやすく。トマトは炒めすぎないようにして、酸味と食感を残すとおいしいです。

材料（2人分）

豆腐干（短・熱湯で5分ゆで、湯をきる）… 1袋（100g）
鶏もも肉（皮を除き、4cm角に切る）… ½枚（150g）
トマト（6等分のくし形に切り、半分に切る）… 1個
A｜マヨネーズ … 大さじ2
　｜牛乳 … 大さじ½
　｜粒マスタード … 小さじ2
　｜塩、こしょう … 各少々
サラダ油 … 大さじ½
パセリ（みじん切り）… 適量

作り方

1 フライパンにサラダ油を熱し、鶏肉に塩、こしょう各少々（分量外）をふって中火で2〜3分焼き、こんがりしたら裏返して2分焼き、豆腐干を加えてほぐれるまで炒める。

2 トマト、混ぜた**A**を加え、全体にからむまで炒め、器に盛ってパセリを散らす。

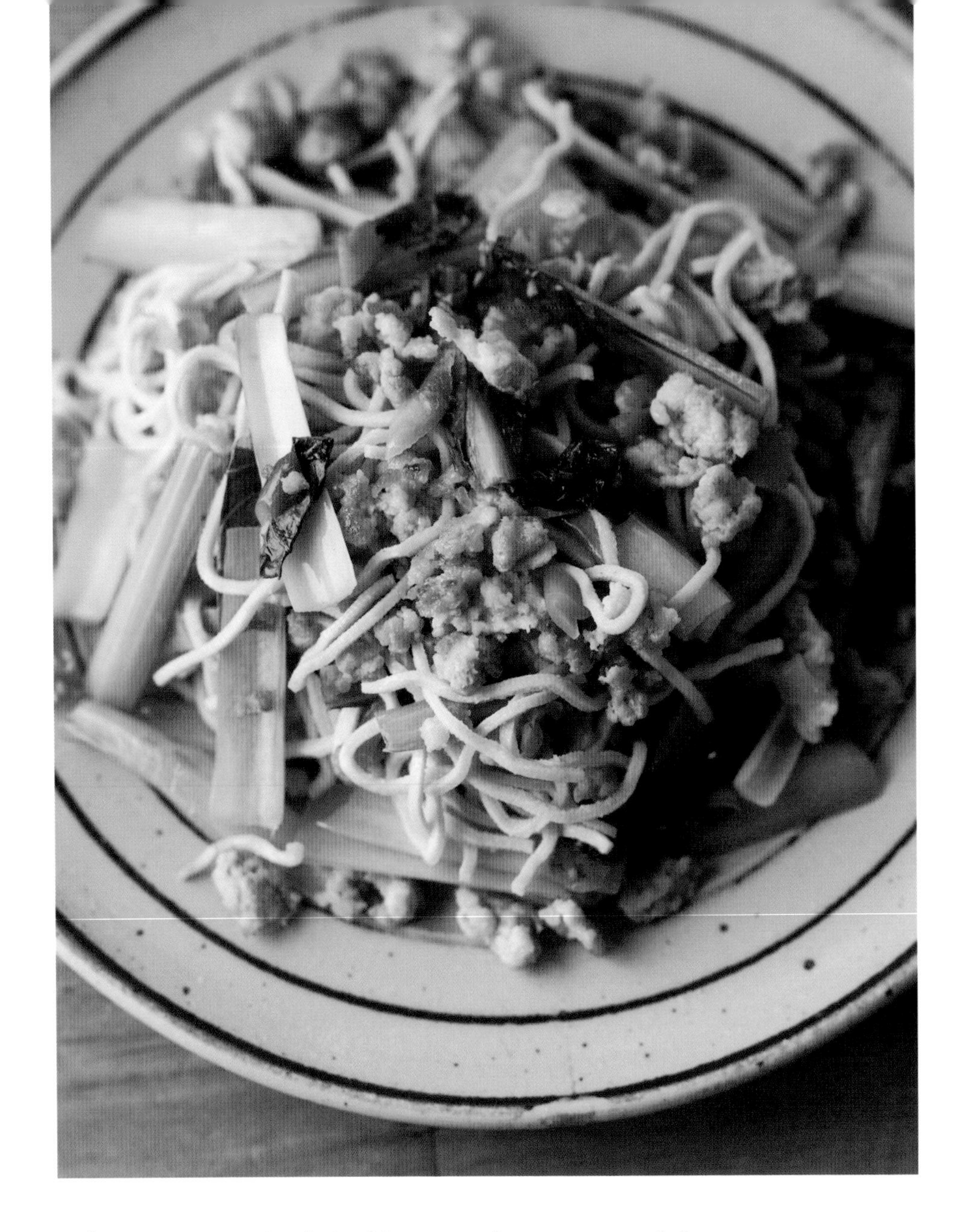

鶏ひきと小松菜のザーサイ炒め

**うまみたっぷりのザーサイは、刻んで全体にからめて調味料役にします。
鶏ひきは、ヘルシーなむね肉をぜひ。チンゲンサイで作るのもおすすめ。**

材料（2人分）

豆腐干（短・熱湯で5分ゆで、湯をきる）… 1袋（100g）
鶏ひき肉（むね）… 100g
小松菜（5㎝幅に切る）… ½束（100g）
味つきザーサイ（びん詰・粗く刻む）… 大さじ1
A｜酒 … 大さじ½
　｜塩 … 小さじ⅓
サラダ油 … 大さじ½

作り方

1 フライパンにサラダ油を熱し、ひき肉を中火で炒め、色が変わってパラパラになったら小松菜、ザーサイを加え、しんなりするまで炒める。

2 豆腐干、Aを加え、ほぐれるまで炒める。

牛肉としいたけのチャプチェ

**豆腐干を使えば、糖質量は春雨で作るオリジナルのわずか1/10！
牛肉は少なめでも、にんにく風味の甘辛味で食べごたえ十分です。**

材料（2人分）

豆腐干（短・熱湯で5分ゆで、湯をきる）… 1袋（100g）
牛切り落とし肉（ひと口大に切る）… 100g
パプリカ（赤・縦5mm幅に切る）… 1/2個
生しいたけ（5mm幅に切る）… 3枚
A しょうゆ、酒 … 各大さじ1
　砂糖、白いりごま … 各大さじ1/2
　にんにく（すりおろす）… 小さじ1/4
ごま油 … 大さじ1/2

作り方

1 フライパンにごま油を熱し、牛肉に塩、こしょう（分量外）をふって中火で炒め、色が変わったらパプリカ、しいたけを加えてさっと炒め、豆腐干、混ぜたAを加えてほぐれるまで炒める。

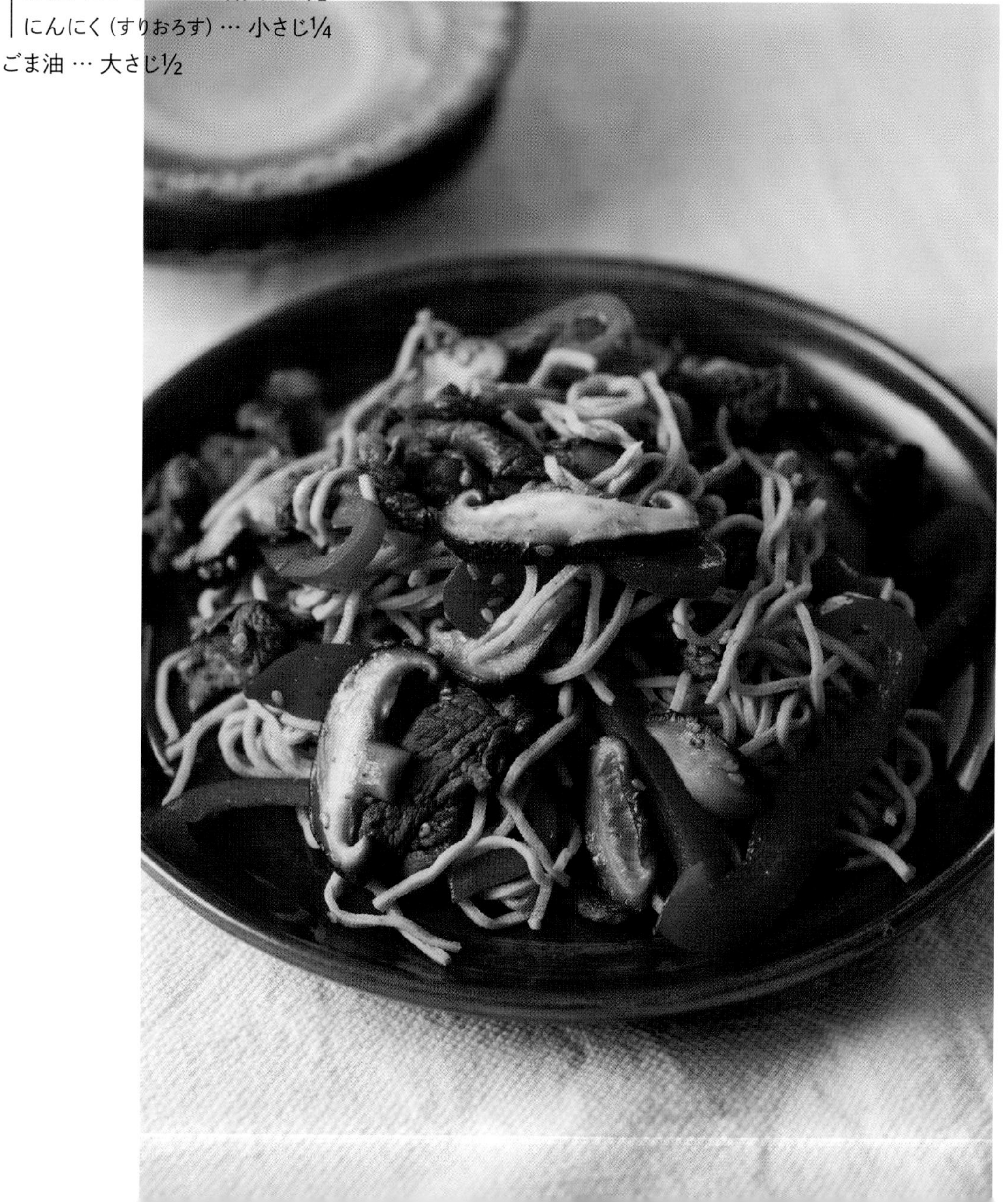

さば缶とピーマンのごま塩炒め

さば缶は汁ごと加えてうまみを生かし、大きくほぐして具材感を。
シンプルな塩味は、パプリカ、絹さや、スナップえんどうでも合います。

材料（2人分）

豆腐干（短・熱湯で5分ゆで、湯をきる）… 1袋（100g）
さば水煮缶 … 1缶（200g）
ピーマン（乱切り）… 3個
A
- 白いりごま … 大さじ1
- 酒 … 大さじ½
- 塩 … ひとつまみ
- こしょう … 少々

ごま油 … 大さじ½

作り方

1 フライパンにごま油を熱し、ピーマンを中火で炒め、しんなりしたらさば缶（汁ごと）を加えて大きめにほぐしながらさっと炒め、豆腐干、Aを加えてほぐれるまで炒める。

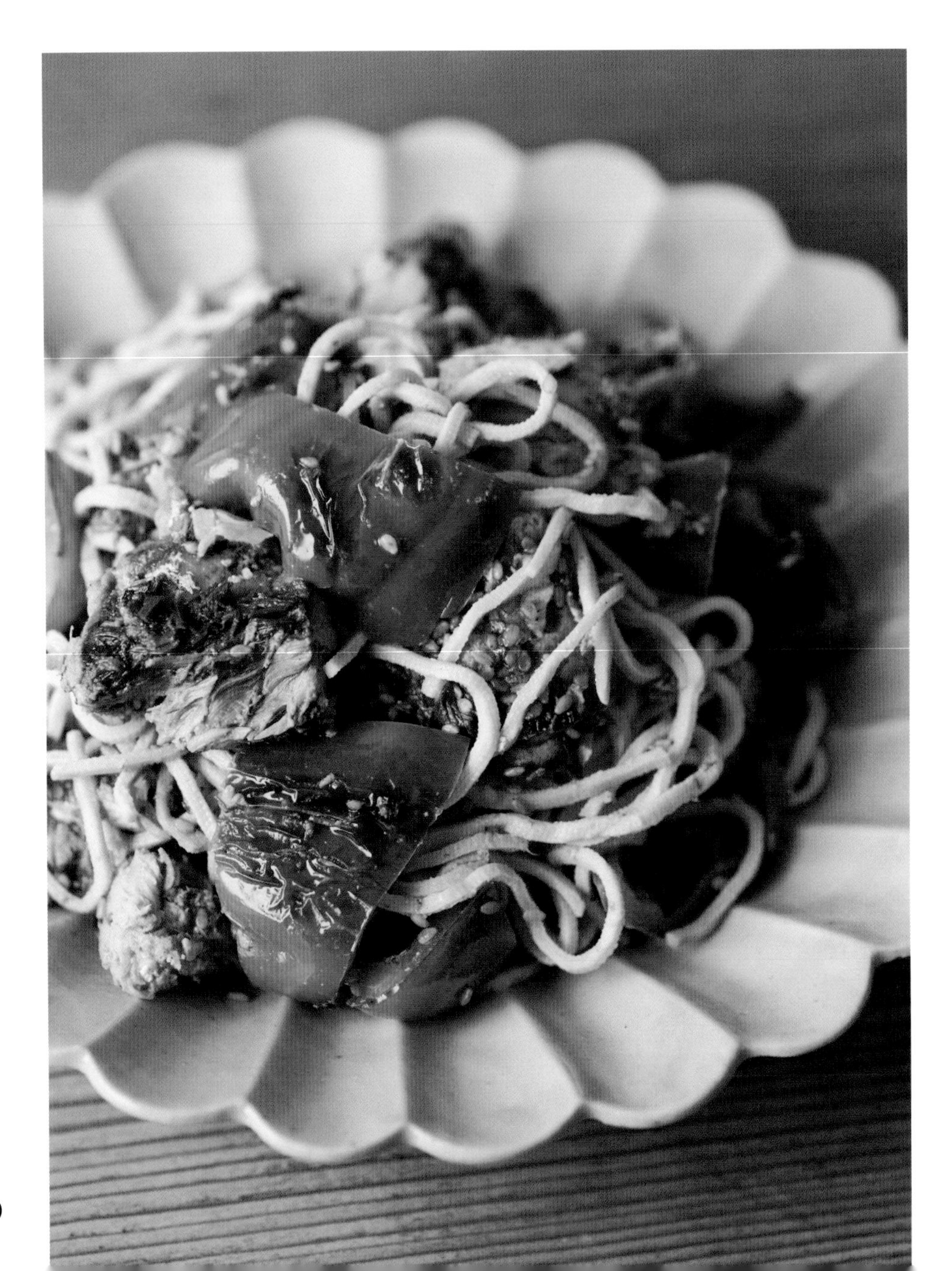

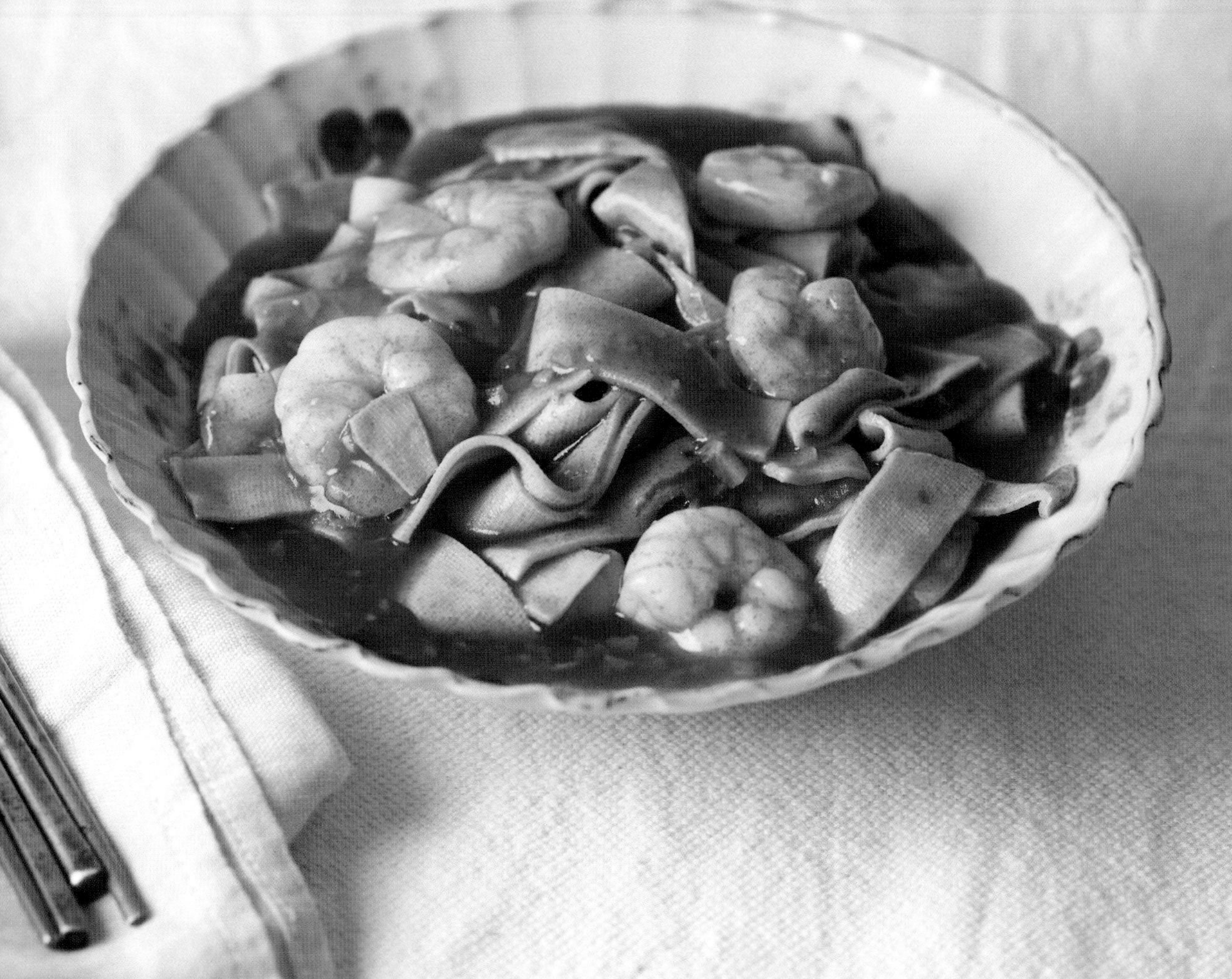

えびのチリソース煮

少なめのえびでも、豆腐干がソースをしっかり吸ってボリューム感十分。
甘さをやや控えた、ヘルシーレシピのチリソースです。
調味料に片栗粉も混ぜれば、ひと手間省け、味も決まりやすいです。

材料（2人分）

豆腐干（平・熱湯で5分ゆで、湯をきる）… 1袋（100g）
むきえび（片栗粉をまぶしてもみ洗いし、水けをふく）… 10尾（100g）
片栗粉 … 少々

A
にんにく、しょうが（ともにみじん切り）… 各1かけ
豆板醤 … 小さじ¼

B
水 … ½カップ
ケチャップ … 大さじ2
酒 … 大さじ1
しょうゆ、砂糖、片栗粉 … 各小さじ1

サラダ油 … 大さじ½

作り方

1 フライパンにサラダ油、Aを入れて弱火にかけ、香りが出たらえびを中火で炒め、色が変わったら豆腐干、混ぜたBを加え、とろみがつくまで混ぜながら2〜3分煮る。

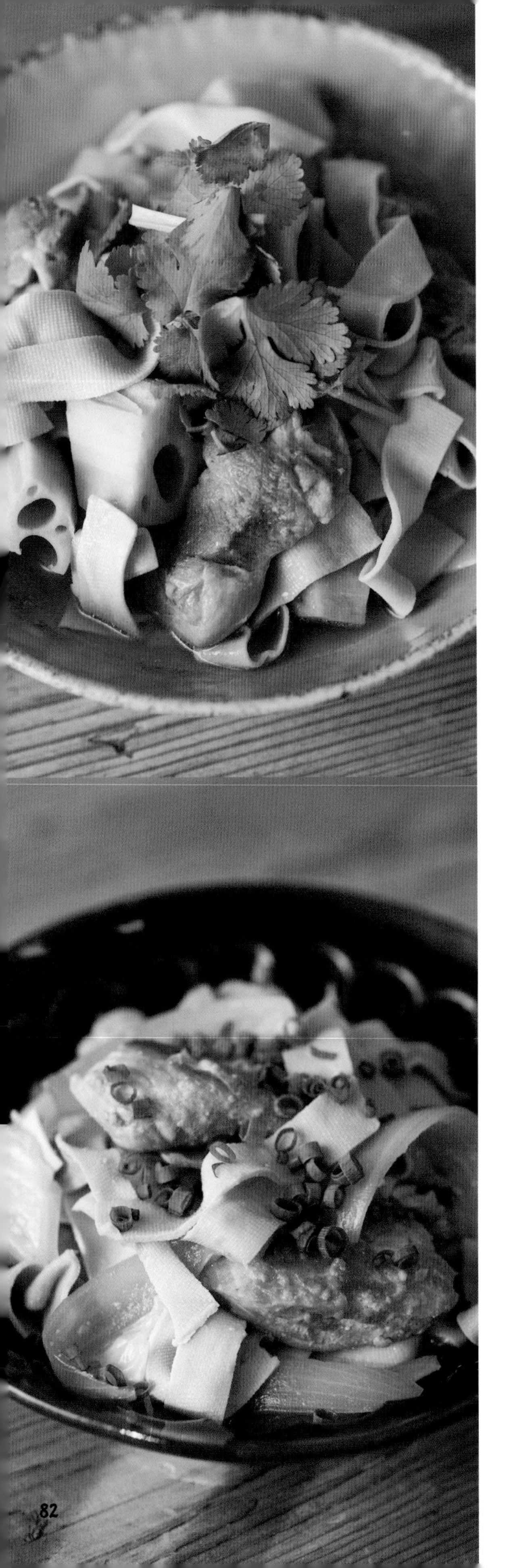

鶏肉とれんこんのエスニック煮

鶏肉とれんこんは大きく切って、メイン感を出して。かぶ、しいたけで作ったり、ゆで卵を加えても美味。

材料（2人分）

豆腐干（平・熱湯で5分ゆで、湯をきる）… 1袋（100g）
鶏もも肉（皮を除き、縦横半分に切る）… ½枚（150g）
A れんこん（大きめの乱切りにし、水にさらして水けをきる）… 1節（150g）
　にんにく（つぶす）… 1かけ
　水 … 1カップ
　ナンプラー、酒 … 各大さじ1
サラダ油 … 大さじ½
パクチー（ざく切り）… 適量

作り方

1 鍋にサラダ油を熱し、鶏肉に塩、こしょう各少々（分量外）をふって中火で片面をこんがり2〜3分焼き、A、豆腐干を加え、煮立ったらふたをして弱火で12分煮る。器に盛り、パクチーをのせる。

鮭とキャベツのみそバター煮

北海道名物のちゃんちゃん焼き風。鮭は香ばしく焼き、バターを最後にからめてコク深く。七味をふっても。

材料（2人分）

豆腐干（平・熱湯で5分ゆで、湯をきる）… 1袋（100g）
生鮭の切り身（ひと口大のそぎ切り）… 小2枚（150g）
A キャベツ（5cm角に切る）… 2枚
　玉ねぎ（1cm幅のくし形切り）… ¼個
B 水 … ½カップ
　みそ、みりん … 各大さじ1½
　酒 … 大さじ1
バター … 10g
サラダ油 … 大さじ½
万能ねぎ（小口切り）… 適量

作り方

1 フライパンにサラダ油を熱し、鮭に塩、こしょう各少々（分量外）をふって中火でこんがり焼き、裏返してA、豆腐干、混ぜたBを加え、煮立ったらふたをして弱火で10分蒸し煮にする。

2 バターをからめ、器に盛って万能ねぎを散らす。

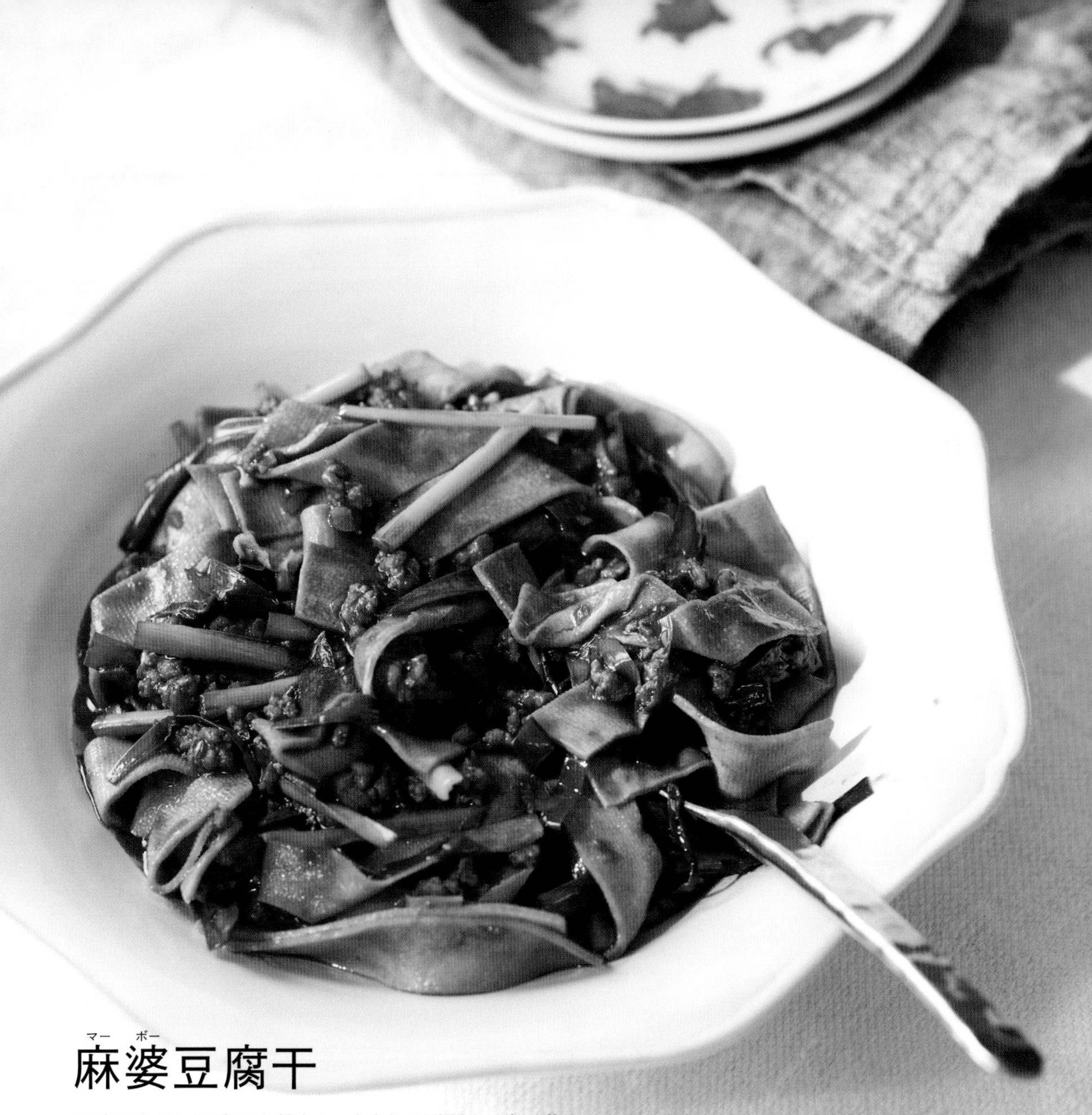

麻婆豆腐干

豆腐がわりに豆腐干を使うと、水きりの手間も、味が薄まる心配もなし。
しっかりかんで食べるようにすれば、満腹感も得られます。
味の決めてはテンメンジャン。これで、ぐっと本格的な味になります。

材料（2人分）

豆腐干（平・熱湯で5分ゆで、湯をきる）… 1袋（100g）
豚ひき肉 … 100g
にら（5cm幅に切る）… ½束（50g）

A
- にんにく、しょうが（ともにみじん切り）… 各1かけ
- 豆板醤 … 小さじ¼

B
- 水 … ¾カップ
- テンメンジャン … 大さじ1½
- 酒 … 大さじ1
- しょうゆ … 小さじ1
- 鶏ガラスープの素 … 小さじ½

C
- 片栗粉 … 小さじ1
- 水 … 小さじ2

サラダ油 … 大さじ½

作り方

1. フライパンにサラダ油、Aを入れて弱火にかけ、香りが出たらひき肉を中火で炒め、色が変わってパラパラになったら余分な脂をペーパーでふく。B、豆腐干を加え、煮立ったら弱火で5分煮る。
2. にらを加えてさっと煮、混ぜたCを加えてとろみをつける。

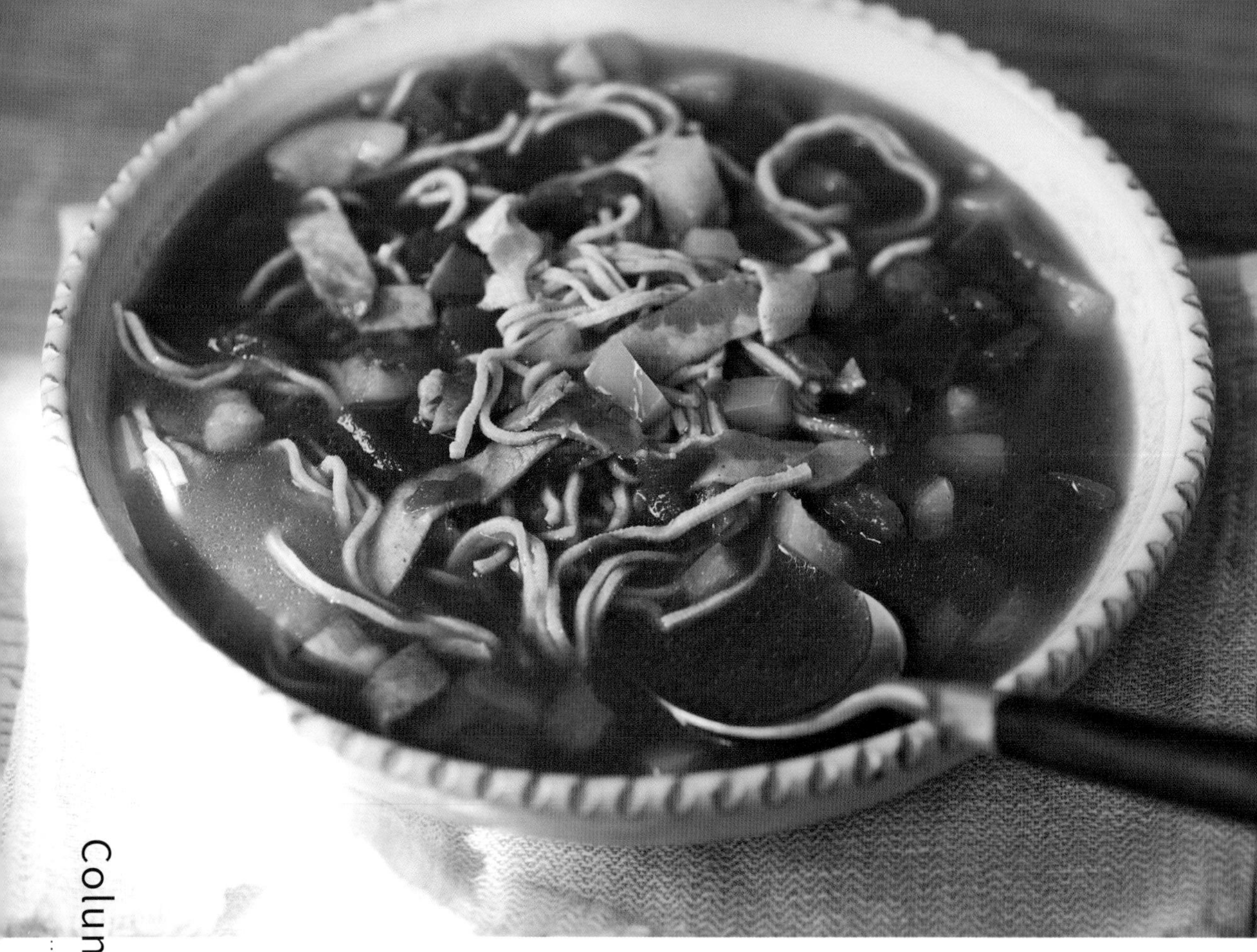

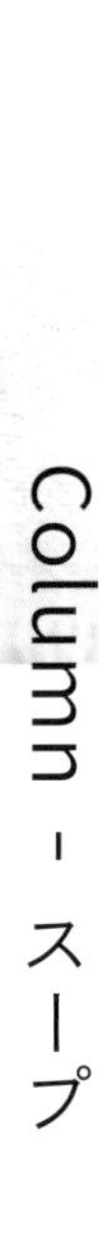

ベーコンとパプリカの チリトマトスープ

ミネストローネ風スープは、チリパウダーでワンランク上の味に。豆腐干でボリューム十分、メインがわりにもなるひと皿です。

材料（2人分）

豆腐干（短・熱湯で5分ゆで、湯をきる）
…1袋（100g）
ベーコン（1㎝幅に切る）…3枚
パプリカ（黄・1㎝角に切る）…½個
A　水…1½カップ
　カットトマト缶…½缶（200g）
　固形スープの素…¼個
　チリパウダー…小さじ½
　塩…小さじ¼
　こしょう…少々
オリーブ油…大さじ½

作り方

1 鍋にオリーブ油を熱し、ベーコン、パプリカを中火で炒め、油が回ったらAを加え、煮立ったら弱火で7〜8分煮る。

2 豆腐干を加え、再び煮立ったら弱火で5分煮る。

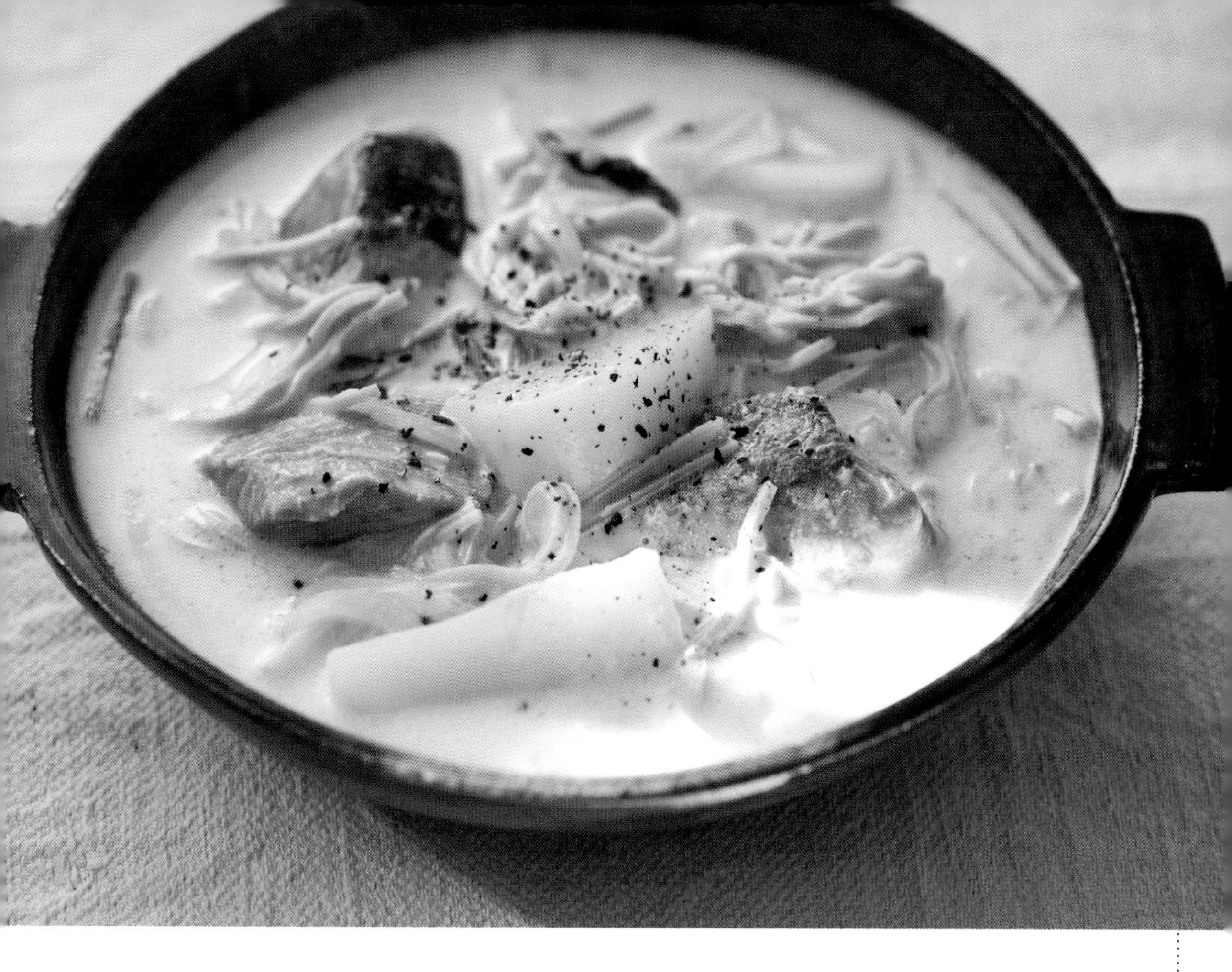

鮭とかぶのクリームスープ

バター不使用のクリームスープは、軽い味わい。豆乳で作ったり、鶏肉でも合います。鮭の香ばしさ、かぶの甘みがぎっしりです。

材料（2人分）

豆腐干（短・熱湯で5分ゆで、湯をきる）… 1袋（100g）
生鮭の切り身（6等分のそぎ切り）… 1枚（100g）
かぶ（8等分のくし形に切り、葉は3cm幅に切る）… 1個
玉ねぎ（薄切り）… 1/4個
小麦粉 … 大さじ1
水 … 1 1/4カップ
A 牛乳 … 1 1/4カップ
　固形スープの素 … 1/4個
　塩 … 小さじ1/3
　こしょう … 少々
オリーブ油 … 大さじ1

作り方

1 鍋にオリーブ油の半量を熱し、鮭に塩、こしょう各少々（分量外）をふって中火で片面2分ずつこんがり焼き、取り出す。鍋をさっとふいて残りのオリーブ油を熱し、玉ねぎを中火で炒め、しんなりしたら小麦粉を加えてなじむまで炒め、木ベラで混ぜながら水を2〜3回に分けて加える。

2 軽くとろみがついたら**A**、**1**の鮭、かぶ（葉も）、豆腐干を加え、煮立ったら弱火で7〜8分煮る。器に盛り、粗びき黒こしょう少々（分量外）をふる。

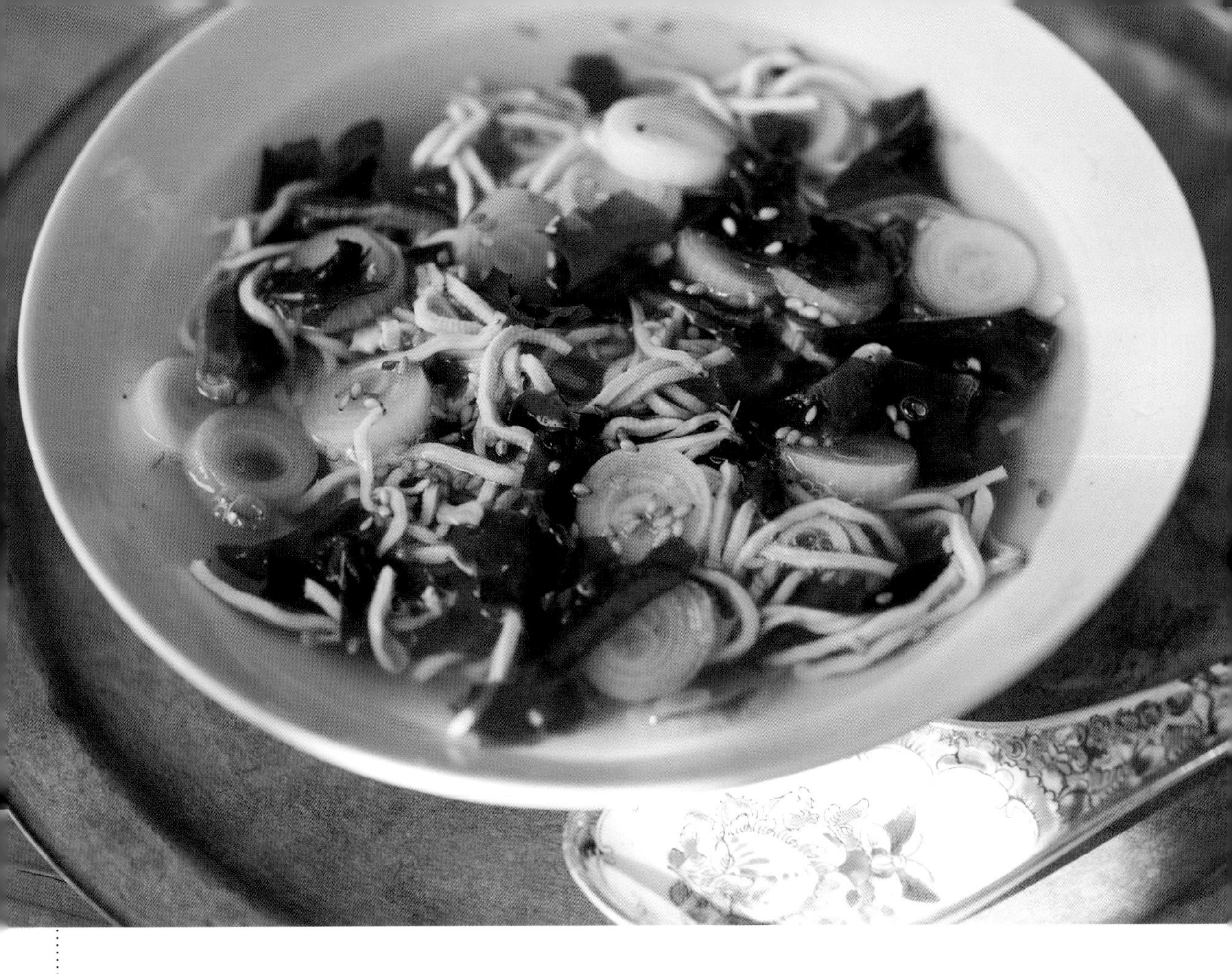

しらすとわかめの中華スープ

ごま油で炒めた長ねぎの香りがベースの、あっさり味のスープ。
溶いた卵を加えてかき玉にし、栄養価を高めてもいいですね。

材料（2人分）

豆腐干（短・熱湯で5分ゆで、湯をきる）
… 1袋（100g）
しらす … 大さじ2
わかめ（乾燥）… 小さじ2
長ねぎ（5㎜幅の小口切り）… ½本
A | 水 … 2½カップ
しょうゆ … 大さじ½
鶏ガラスープの素 … 小さじ1
塩 … 小さじ¼
こしょう … 少々
ごま油 … 大さじ½
白いりごま … 適量

作り方

1. 鍋にごま油を熱し、長ねぎを中火でしんなり炒め、Aを加えて煮立ったらしらす、わかめ、豆腐干を加え、再び煮立ったら弱火で5分煮る。
2. 器に盛り、ごまをふる。

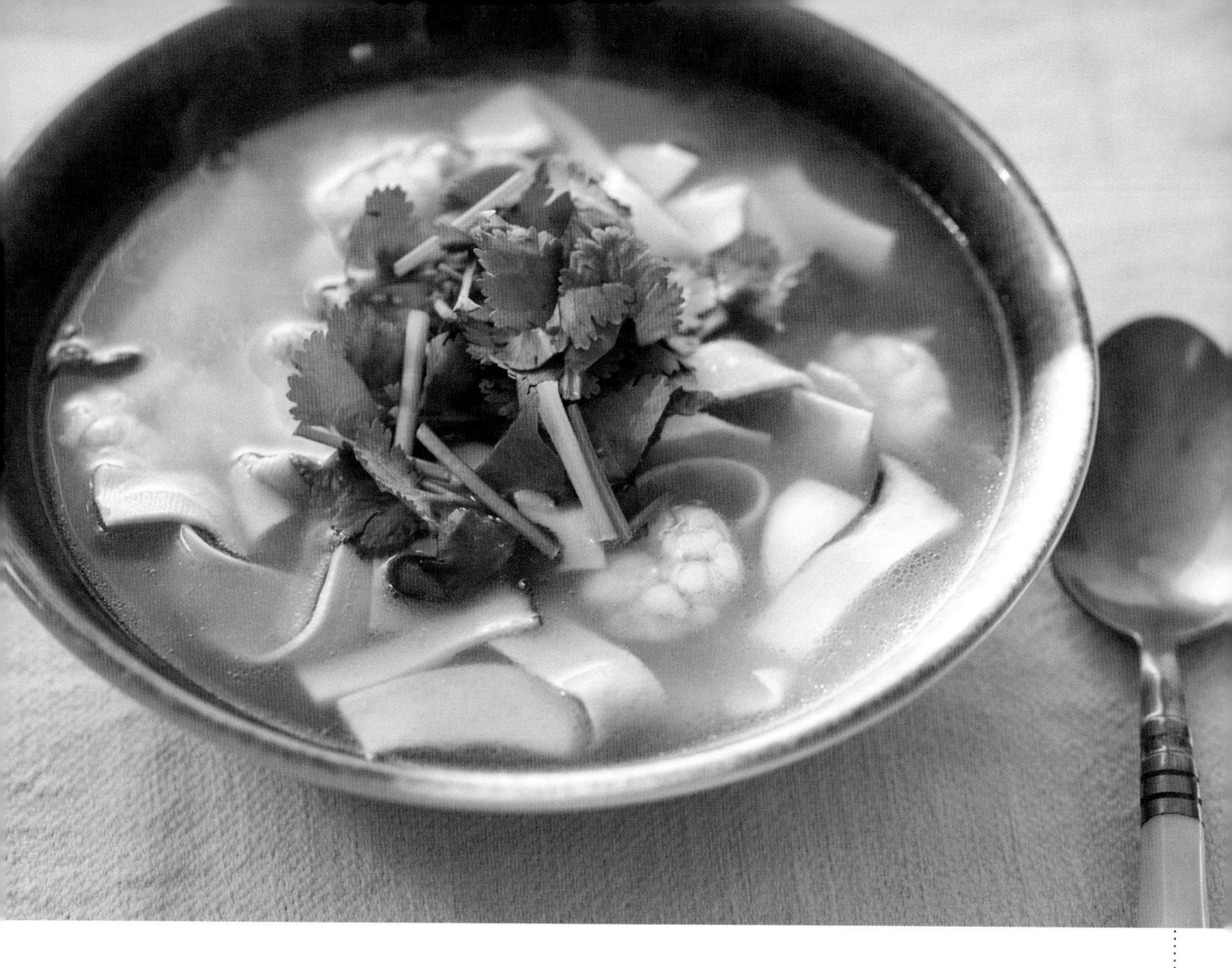

トムヤムクン

ナンプラー+レモンに唐辛子をきかせるだけで、手軽にあの味が！
低糖質のレタスを足して、食べごたえを出すのもおすすめです。

材料（2人分）

豆腐干（平・熱湯で5分ゆで、湯をきる）… 1袋（100g）
むきえび（片栗粉をまぶしてもみ洗いし、水けをふく）… 10尾（100g）
片栗粉 … 少々
エリンギ（縦横半分に切り、縦に薄切り）… 1パック（100g）
A にんにく（薄切り）… 1かけ
赤唐辛子（小口切り）… ½本
B 水 … 2½カップ
レモン汁 … 大さじ1½
ナンプラー、酒 … 各大さじ1
こしょう … 少々
サラダ油 … 大さじ½
パクチー（ざく切り）… 適量

作り方

1 鍋にサラダ油、Aを入れて弱火にかけ、香りが出たらえびを中火で色が変わるまで炒め、Bを加えて煮立ったらエリンギ、豆腐干を加え、再び煮立ったら弱火で5分煮る。

2 器に盛り、パクチーをのせる。

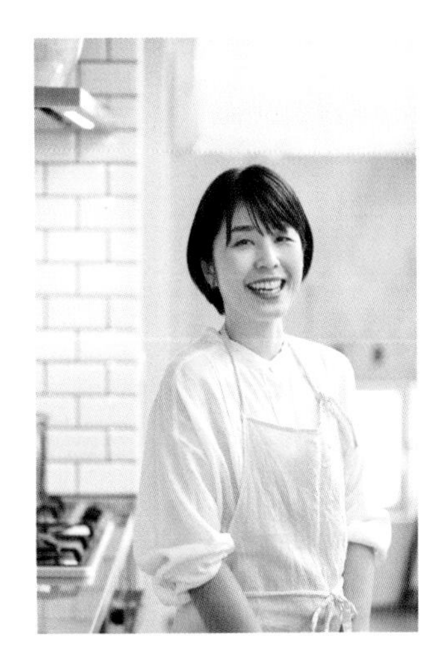

新谷友里江　にいや ゆりえ

料理家・管理栄養士。1983年茨城県生まれ、2児の母。大学在学中から祐成陽子クッキングアートセミナーに通い始め、卒業後は同校講師、料理家・祐成二葉氏のアシスタントを経て独立。書籍・雑誌・広告などのレシピ開発、フードスタイリング、フードコーディネートを中心に活躍中。作りやすくて野菜たっぷりの家庭料理やおうちおやつを中心に、いつもの料理がちょっとした組み合わせの変化で楽しめるようになる、アイデアあふれるレシピが得意。著書に『コンテナですぐできレンチンひとり分ごはん』（小社刊）、『定番おかずがぜ〜んぶおいしく冷凍できちゃった100』（主婦の友社）など。

http://cook-dn.com　Instagram:@yurie_niiya

豆腐干（とうふかん）でやせおかず100

著 者　新谷友里江
編集人　足立昭子
発行人　倉次辰男
発行所　株式会社主婦と生活社
〒104-8357　東京都中央区京橋3-5-7
☎03-3563-5321（編集部）
☎03-3563-5121（販売部）
☎03-3563-5125（生産部）
https://www.shufu.co.jp
ryourinohon@mb.shufu.co.jp
製版所　東京カラーフォト・プロセス株式会社
印刷所　凸版印刷株式会社
製本所　株式会社若林製本工場
ISBN978-4-391-15963-9

アートディレクション・デザイン
千葉佳子（kasi）
撮影
鈴木泰介
スタイリング
深川あさり
調理アシスタント
今牧美幸、城下真未子
木村薫、瀧原櫻
撮影協力
株式会社優食
https://yushoku.co.jp/
取材
中山み登り
校閲
滄流社
編集
足立昭子